Andreas Jähne & Cornelia Schulz

**Grundlagen der Motivierenden Gesprächsführung**

Für Beratung, Therapie und Coaching

www.junfermann.de

blogweise.junfermann.de

www.facebook.com/junfermann

twitter.com/junfermann

www.youtube.com/user/Junfermann

www.instagram.com/junfermannverlag

ANDREAS JÄHNE & CORNELIA SCHULZ

# GRUNDLAGEN DER MOTIVIERENDEN GESPRÄCHSFÜHRUNG

## FÜR BERATUNG, THERAPIE UND COACHING

Junfermann Verlag
Paderborn
2018

| | |
|---|---|
| Copyright | © Junfermann Verlag, Paderborn 2018 |
| Coverfoto | © imaginima – www.istockphoto.com |
| Covergestaltung / Reihenentwurf | JUNFERMANN Druck & Service GmbH & Co. KG, Paderborn |
| Satz & Layout | JUNFERMANN Druck & Service GmbH & Co. KG, Paderborn |



Bibliografische Information der Deutschen Nationalbibliothek

Die Deutsche Nationalbibliothek verzeichnet diese Publikation in der Deutschen Nationalbibliografie; detaillierte bibliografische Daten sind im Internet über http://dnb.d-nb.de abrufbar.

ISBN 978-3-95571-727-8
*Dieses Buch erscheint parallel als E-Book.*
*ISBN 978-3-95571-728-5 (EPUB), 978-3-95571-730-8 (PDF), 978-3-95571-729-2 (MOBI).*

„Wenn wir, sagtest du, die Menschen nur nehmen, wie sie sind,
so machen wir sie schlechter. Wenn wir sie behandeln, als wären sie,
was sie sein sollten, so bringen wir sie dahin, wohin sie zu bringen sind."

(Johann Wolfgang von Goethe, *Wilhelm Meisters Lehrjahre* VIII, 4)

# Inhalt

# Einleitung

„Gedacht ist noch nicht gesagt,<br>
gesagt ist noch nicht gehört,<br>
gehört ist noch nicht verstanden,<br>
verstanden ist noch nicht einverstanden,<br>
einverstanden ist noch nicht angewendet,<br>
angewendet ist noch nicht beibehalten."

(Konrad Lorenz)

In seinen Studien hat sich der österreichische Medizin-Nobelpreisträger Konrad Lorenz auch mit Verhaltensänderungen befasst.[1] Ihm wird das obige Zitat zugeschrieben, welches auf fast schon poetische Art und Weise deutlich macht, wie lang der Weg vom Ratgebenden zum Anwender sein kann – und vor allem, wie *fehlerhaft* dieser sein kann!

„Menschen wehren sich nicht gegen Veränderung, sondern dagegen, verändert zu werden."

(Richard Beckhard)

Richard Beckhard forschte in den USA und war ein Pionier auf dem Gebiet der Organisationsentwicklung. Dieses Zitat steht sinnbildlich dafür, dass wir als Experten im Gesundheitskontext[2] alltäglich die faszinierende Erfahrung machen, dass Klienten selbstständig in eine Richtung gehen, von der sie am Anfang der Therapie nie geglaubt hätten, sie einmal einschlagen zu können. Sie gehen in diese Richtung, wenn sie selbst erkennen, dass sie sinnvoll und für sie persönlich hilfreich und wichtig ist. Mit der Anwendung der Motivierenden Gesprächsführung (*Motivational Interviewing* nach Miller und Rollnick) kann aus einem Kettenraucher im Laufe der Zeit ein gesundheitsbewusster und überzeugter Nichtraucher werden, aus dem übergewichtigen und von den Diäten frustrierten Klienten ein zuversichtlicher Mensch, der seine Ernährungsgewohnheiten langfristig verändert. Diesen Transformationsprozess mitzuerleben und zu beobachten, wie sich Einstellungen und Verhaltensweisen von Menschen gerade dann positiv verändern können, wenn es ihnen *nicht* vorgeschrie-

---

1 Wir haben uns entschieden, Konrad Lorenz trotz seiner aktiven politischen Beteiligung in der NS-Zeit zu zitieren. Von seinen politischen Ansichten möchten wir uns deutlich distanzieren.

2 Zur besseren Lesbarkeit verzichten wir auf eine kontinuierliche Nennung der unterschiedlichen Geschlechterformen. In den Fallbeispielen haben wir zwischen der männlichen und weiblichen Form abgewechselt. Dieser Wechsel ist weder thematisch zugeordnet, noch ist die Verteilung ausgezählt worden. Selbstverständlich gehen wir sowohl im Text als auch bei den Fallbeispielen bei der Nennung der Geschlechter von der kompletten Inklusion aller aus.

ben wird, bereichert unsere Arbeit und motiviert uns immer wieder aufs Neue dazu, uns mit den Themen der Motivation und Begleitung von Veränderungen zu beschäftigen. In diesem Buch möchten wir den Lesern unsere Begeisterung vermitteln, die wir tagtäglich bei der Anwendung dieser Gesprächsführungsmethode erleben dürfen. Vor allem wollen wir Mut machen, den vermeintlich schwierigen, widerständigen und nicht komplianten Klienten mit dieser leichtfüßigen Methode partnerschaftlich zu begegnen und sie auf ihrem Weg zu einer positiven Veränderung zu begleiten. Natürlich ist diese Gesprächsführungsmethode kein Allheilmittel, doch das Veränderungspotenzial ist enorm: Sowohl bei Klienten als auch bei Anwendern kann viel bewegt werden.

Wir alle wissen: Die Umsetzung von Veränderungen, seien sie auch noch so erwünscht, ist zunächst nicht leicht. Jeder, der Menschen in Bezug auf Verhaltensänderungen berät oder diesen in einem therapeutischen Prozess zur Seite steht, weiß davon zu berichten. Und natürlich kennen wir das auch von uns selbst: Ambivalenz, Widerstand und Rückfälle in alte Verhaltensmuster. Zudem wissen wir auch, dass allein durch die Einsicht in ein Problem noch keine Änderung vollzogen ist. Alte Gewohnheiten sind für uns mächtige und hilfreiche Muster, vertraut und zu irgendeiner Zeit enorm sinnvoll.

Wir wissen heute, wie wichtig die Einbeziehung des Klienten in den gesamten Entscheidungsprozess ist und dass eine Veränderung erst dann umgesetzt wird, wenn der Klient nicht nur von der Sinnhaftigkeit überzeugt ist, sondern die Entscheidung zur Veränderung auch wirklich selbst getroffen hat und diese auch selbstständig umsetzen *kann*. Wie schwer tun wir uns selbst mit Geboten oder Verboten, die wir nicht verstehen oder von denen wir nicht überzeugt sind. Umgekehrt wird ein Projekt vor allem dann erfolgreich umgesetzt, wenn wir selbst in den Entscheidungsprozess miteinbezogen sind und ihn mitgestalten können. Genau in diesem Spannungsfeld von Selbstwirksamkeit und Notwendigkeit erweist sich die Motivierende Gesprächsführung als ein nützliches und effektives Instrument, um Menschen bei Verhaltensänderungen effektiv zu begleiten. Ohne Zwang, ohne restriktive Maßnahmen.

Ursprünglich entwickelt für die Beratung und Behandlung von Suchtpatienten hat diese einfach zu erlernende Gesprächstechnik mittlerweile den klassischen Therapierahmen verlassen und wird auch in unterschiedlichsten Feldern der Beratung und des Coachings erfolgreich angewandt (Lundahl et al. 2010). – Insbesondere mit dem zunehmenden Augenmerk auf das Thema Adhärenz, also die Einhaltung der gemeinsam von Klient und Therapeut gesetzten Therapieziele, und damit verbunden auf die Einbeziehung von Klienten in medizinische und therapeutische Entscheidungsprozesse. Hier rückten in den letzten Jahren die intrinsische Motivation des Klienten und deren Förderung in den Mittelpunkt.

Motivierende Gesprächsführung ermöglicht es, in einem gleichberechtigten partnerschaftlichen Setting unter Wahrung der Autonomie des Klienten in evokativer Arbeit die intrinsische Motivation des Klienten herauszuarbeiten. Diese gilt es zu stärken und in einem gemeinsamen Prozess eine für den Klienten und auch für den Beratenden akzeptable Zielvereinbarung zu treffen.

Ziel des vorliegenden Buches ist es, diese Gesprächsführungsmethode anwendungsbezogen vorzustellen, die zugrunde liegenden Theorien zu erklären und konkrete Hilfen für eine gelingende Umsetzung zu geben. Mit einem kurzen Einblick in die Entstehungsgeschichte und die Verwandtschaften zu anderen Techniken (Kapitel 1 und 2) soll der Leser die entsprechende Philosophie kennenlernen. Die Vorstellung der einzelnen Elemente und Techniken anhand von Gesprächsbeispielen und -verläufen (Kapitel 3 und 4) vereinfacht die Anwendung in der eigenen Alltagspraxis. Insbesondere in diesen Kapiteln werden neben der Theorie viele Anwendungsbeispiele aus unterschiedlichsten Bereichen vorgestellt. Auch Übungsideen und Anleitungen zur Anwendung der Technik im Praxisalltag sind integriert.

Eine Stärke der Motivierenden Gesprächsführung ist der Aufbau von Motivation und die Verstärkung von Selbstwirksamkeit der Klienten. Ist die Entscheidung zur Umsetzung getroffen, gilt es, das neue Verhalten nachhaltig zu fördern. In Kapitel 5 erweitern wir den Blick und binden Techniken jenseits der Motivierenden Gesprächsführung aus dem Coaching und der Verhaltenstherapie in die Beratung mit ein. Um die unterschiedlichen Gesprächsstadien bis hin zur Umsetzung der Veränderung zu verdeutlichen, wird auf einige weitere theoretische Modelle zur Veränderung eingegangen. Sodann soll es im 6. Kapitel um den Umgang mit Rückfällen gehen, ebenfalls eine Form der Nachhaltigkeit. Rückfälle sind so „alltäglich" und für den Klienten enttäuschend, dass sie eine intensivere Betrachtung in einem eigenen Kapitel verdienen. Im 7. Kapitel werden die Prinzipien und Techniken der Motivierenden Gesprächsführung zusammengefasst und den einzelnen Phasen und spezifischen Aufgaben im Prozess der Veränderung zugeordnet.

Zuschreibung der Verantwortung für Veränderung und Förderung der Autonomie des Klienten kann den Berater in Zielkonflikte mit eigenen Ansichten bringen. Umgekehrt birgt Motivierende Gesprächsführung wie jede Beratung die Gefahr, eigene Interessen über die des Klienten zu stellen. Deshalb beleuchten wir im 8. Kapitel das Spannungsfeld von Autonomie und Direktivität in der Motivierenden Gesprächsführung und somit auch die Grenzen des Ansatzes.

Motivierende Gesprächsführung ist mehr als nur eine Ansammlung von Techniken. Sie ist eine Haltung im Umgang mit Klienten. Motivierende Gesprächsführung zu erlernen heißt deshalb auch, diese Haltung selbst kennenzulernen, zu erfahren und fortan immer automatischer, selbstverständlicher einzunehmen. Aus diesem Grund berichten wir im letzten Kapitel über unsere eigenen Lernwege und wichtige Begegnungen mit Menschen, die uns den Kern der Motivierenden Gesprächsführung nahegebracht haben. Wir wollen dem Leser damit eine Idee vermitteln, welche Hilfen er jenseits dieses Buches auf seinem Weg suchen kann. Wir schlagen auch die Brücke zur Achtsamkeit, die sich im Rahmen einer Psychotherapie seit den 1960er-Jahren immer größerer Beliebtheit erfreut und seit den 1990er-Jahren in den sogenannten Verfahren der 3. Welle der Verhaltenstherapie zunehmende Aufmerksamkeit auch im psychotherapeutischen Kontext erfährt. Sie gilt mittlerweile als wichtiger Motor für Veränderung und Wohlbefinden und bereichert deshalb dieses Buch.

Die Motivierende Gesprächsführung hat sich über die letzten Jahrzehnte weiterentwickelt, neue Strukturen, neue Prinzipien und Prozesse wurden eingeführt, Begriffe und Bezeichnungen verändert. Ebenso haben sich verschiedene Schulen zwischen dem englischen / amerikanischen und deutschen Sprachraum, ja sogar innerhalb Deutschlands herausgebildet. Wir verbinden in diesem Buch verschiedene und unserer Ansicht nach didaktisch wertvolle Einteilungen miteinander. So übernehmen wir in Kapitel 2 die Unterscheidung zwischen Prinzipien (Abschnitt 2.4) und Zielen (Abschnitt 2.5) der Gesprächsführung, wie es auch in der zweiten Auflage des Standardwerks von Miller und Rollnick (2002) der Fall ist. In der 3. Auflage des Buches (2013) wurde diese Einteilung zugunsten eines phasenhaften Prozesses (von Kontaktaufnahme, Fokussierung des Anliegens, über Stärkung der Änderungsmotivation bis hin zur Planung von Veränderung) weiterentwickelt. Wir halten die „alte" Unterteilung nach Prinzipien und Zielen der Gesprächsführung jedoch immer noch für eine sinnvolle Ergänzung der neuen prozesshaften und orientieren uns aus didaktischen Gründen daran. Ebenso stellen wir Theorien der Veränderung und Techniken zur Beratung vor, die teilweise über die Quellen der Originalauflagen der Motivierenden Gesprächsführung hinausgehen. Wir versuchen in diesem Buch, dem Leser einen weitgefassten Überblick über die Beratung und Begleitung von Klienten zur Verhaltensänderung zu geben, und nutzen daher verschiedene Techniken, die in diesem langen und vielschichtigen Prozess hilfreich sein können. Unsere Auswahl an Techniken und Schulen zur Beratung von Klienten zur Veränderung erhebt natürlich keinen Anspruch auf Vollständigkeit, sondern entspricht unserer Einschätzung und Erfahrung. Ebenfalls eine große Stärke der Motivierenden Gesprächsführung ist ihre kontext- und beratungsfortschrittsunabhängige Anwendbarkeit. Auch das soll in diesem Buch zum Ausdruck kommen.

Das Konzept der Motivierenden Gesprächsführung kommt aus dem englischen Sprachraum. Viele Begriffe sind immer noch englisch geprägt und meinen ganz bestimmte und manchmal vom deutschen Verständnis abweichende Inhalte. Eine sehr wichtige und zugleich schwierige Aufgabe ist daher die Übertragung dieser Begriffe ins Deutsche. Die deutschsprachigen Mitglieder des Netzwerkes der Trainer für

Motivierende Gesprächsführung (MINT) stellen sich dieser Aufgabe der Adaption an den deutschsprachigen Kulturraum. Wir haben in diesem Buch – ebenso wie die Übersetzer der neuesten Auflage des Lehrbuches von Miller und Rollnick – bei vielen Begriffen auf die Übersetzung verzichtet, und zwar immer dort, wo das englische Wort präziser erschien. Synonyme und Erläuterungen dazu sollen dem Leser die Arbeit mit anderen Quellen erleichtern.

Und schließlich wird der Umgang mit einzelnen Phänomenen wie Dissonanz oder Ambivalenz in mehreren Kapiteln thematisiert. Dies ist aus didaktischen Gründen so gewollt, da an den verschiedenen Stellen des Buches jeweils unterschiedliche Aspekte beleuchtet werden.

# 1. Die Ursprünge der Motivierenden Gesprächsführung

## 1.1 Psychologische Konzepte und psychotherapeutische Theorien

In den 1980er-Jahren herrschte im therapeutischen Setting ein behavioral ausgerichteter Beratungsstil vor, der Verhalten mit positiver und negativer Verstärkung zu verändern versuchte. Der damalige Grundgedanke der Behandlung war: Erst wenn der Klient erkennt, dass er ein Problem hat, kann ihm geholfen werden. Daher war eine Konfrontation mit dem Problem und die dadurch erhoffte Selbsterkenntnis ein wichtiger Bestandteil der Therapie. Keine ganz falsche Idee, nur erscheint die Methode, um den Menschen beim Erlangen der Erkenntnis zu helfen, aus heutiger Sicht eher zweifelhaft. Die Autorität des Beratenden und die Konfrontation des Klienten in einem lenkenden und asymmetrischen Beratungsstil hatte begrenzte Effekte und erreichte nur einen Teil der Klienten.

### *1.1.1 Paradigmenwechsel in Richtung Nonkonfrontation*

William R. Miller, ein amerikanischer Psychologe, entwickelte aus seiner täglichen praktischen Erfahrung und seiner Arbeit mit Suchtpatienten andere, nonkonfrontative Gesprächsführungstechniken. Miller begann in den frühen 1980er-Jahren mit einigen Kollegen, das Konzept der klientenzentrierten Gesprächspsychotherapie *(Client-Centered Therapy)* von Carl Rogers in die Therapie von alkoholabhängigen Patienten zu integrieren, und publizierte dazu erste vergleichende und methodisch hochwertige Studien. Für die damalige Zeit völlig überraschend, zeigten diese, dass die Patienten, die eine Beratung mit einem klientenzentrierten Ansatz erhalten hatten, in ihrer Alkoholabstinenz signifikant erfolgreicher waren als die Patienten mit der konventionellen Therapie. Mit dieser Erfahrung reiste er 1983 nach Norwegen und stellte dort Kollegen, die den „alten" Ansatz praktizierten, seine damals noch implizite Methode aus der klinischen Praxis vor. Motiviert durch diese Vorstellung und die Interaktivität mit den Kollegen, die ihn in einem Diskurs immer wieder ersuchten, sein therapeutisches Tun theoretisch zu erklären, verfasste er eine erste Anleitung und die theoretischen Hintergründe dazu. Im Anschluss daran entstand ein erstes Model der Motivierenden Gesprächsführung und eine erste verschriftlichte klinische Anleitung.

In Australien lernte Miller später (1989) Stephen Rollnick, einen englischen Psychologen, kennen. Dieser hatte in Großbritannien die Anwendung von Motivierender

Gesprächsführung kennengelernt und erforschte und publizierte die Anwendung der Technik auf Gebieten jenseits der Therapie der Alkoholabhängigkeit. Beide entwickelten die Technik gemeinsam weiter. Im Jahre 1991 veröffentlichten sie das erste gemeinsame Lehrbuch zur Motivierenden Gesprächsführung.

Dieses Lehrbuch basierte auf ihren Erfahrungen mit Suchtpatienten und trug insbesondere dem Umstand Rechnung, dass der konfrontativ-behaviorale therapeutische Ansatz keine adäquate und zufriedenstellende Antwort auf die Notlage der Patienten war. Im Gegenteil: Diese Art der Therapie führte bei den Patienten oft zu Ablehnung und Dissonanz (mehr über Dissonanz erfahren Sie in Abschnitt 4.4). Daher erforschten Miller und Rollnick die Perspektive des Patienten und integrierten Elemente der klientenzentrierten Therapie in die Gesprächsführung. Sie begannen, die Patienten nach ihren individuellen Gründen für die Sucht und nach den Gründen und Zielen für eine eventuell anzustrebende Abstinenz zu fragen. Dabei griffen sie auf unterschiedliche Erkenntnisse aus der Therapieforschung zurück und integrierten diese in die noch heute fortlaufende Entwicklung der Motivierenden Gesprächsführung (Miller & Gary 2009). Einige dieser zentralen Theorien sollen hier kurz umrissen werden.

### 1.1.2 Klientenzentrierte Gesprächspsychotherapie nach Rogers

Carl Rogers entwickelte in den USA die klientenzentrierte Gesprächstherapie, die er erstmalig 1951 in seinem Buch *Client-Centered Therapy* (dt.: *Die klientenzentrierte Gesprächspsychotherapie*, 20. Auflage 1983) veröffentlichte. In den folgenden Jahren entwickelte er seinen Ansatz immer weiter, sodass die Personzentrierte Gesprächsführung bzw. die Personzentrierte Gesprächstherapie entstand. Rogers ging es nicht allein um eine Form der Beziehung in einer Therapie, sondern um eine unterstützende Haltung in zwischenmenschlichen Begegnungen allgemein. Dies erkennt man auch daran, dass er im Laufe der Entwicklung seines Konzeptes von der Begrifflichkeit des „Patienten" über die des „Klienten" und letztendlich zu der „Person" übergeht. Gleiches gilt für die Bezeichnung „nichtdirektiv", aus dem „klientenzentriert" und dann „personzentriert" wurde.

Die wichtigsten Grundbegriffe der klientenzentrierten Psychotherapie lauten Kongruenz, Empathie und bedingungslose positive Zuwendung:

- Unter *Kongruenz* versteht Rogers die Echtheit, Unverfälschtheit und / oder Transparenz seitens des Therapeuten. Nur wenn der Therapeut sich, seine Person und seinen aktuellen Ist-Zustand in die Therapie einbringen kann, ermöglicht er einen gelungenen Beziehungsaufbau und damit auch ein Wachstum des Klienten. Abwehrhaltungen, Fassaden oder emotionales Verstecken verhindern dagegen den Aufbau einer gelungenen Beziehung zwischen Therapeut und Klient.

- Unter *Empathie* versteht er den Prozess der wertfreien Zuwendung des Gegenübers, des Kennenlernens und Nachvollziehens seiner Welt. Dies geht einher mit einfühlendem Verstehenlernen, wie der andere diese Welt erlebt, welche Gefühle, Motive und Werthaltungen damit verbunden sind. Empathie ist sicherlich eines der herausforderndsten Konzepte in der Anwendung wie auch in der wissenschaftlichen Diskussion. Es geht nicht nur darum, einfühlend sein zu wollen, sondern vielmehr darum, auch als einfühlend verstanden zu werden.
- Durch die *bedingungslose positive Zuwendung* des Therapeuten schließlich kann der Klient in den Prozess der Veränderung hineinkommen. Erst diese Zuwendung und damit die Akzeptanz und Anerkennung der individuellen Einzigartigkeit des Menschen und dessen Geschichte trägt zur Selbsterkenntnis und Selbstwertsteigerung des Gegenübers bei.

Dabei geht Rogers von einer allgemeingültigen Selbstaktualisierung aus. Nach Rogers bilden Menschen in ihrer Kindheit, abhängig von der Sozialisierung in der Familie, ein positives oder negatives Selbstkonzept aus. Dieses Selbstkonzept beeinflusst ihre Handlungen und Verhalten schließlich maßgeblich.

> „Wenn ich Menschen nicht dazwischenfahre, passen sie auf sich selbst auf.
> Wenn ich Menschen nicht befehle, verhalten sie sich von selbst richtig.
> Wenn ich Menschen nicht predige, werden sie von selbst besser.
> Wenn ich mich Menschen nicht aufdränge, werden sie sie selbst."
>
> (Rogers & Rosenberg 1980, S. 196)

Durch dieses Zitat wird deutlich, dass ein weiteres wichtiges Merkmal der Personzentrierten Gesprächsführung von Rogers die Nondirektivität ist. Der Klient selbst – und allein er – lenkt und gibt die Richtung vor. Dies ist ein großer Unterschied zur Motivierenden Gesprächsführung, bei welcher eine Direktivität hin zur Veränderung seitens des Beratenden oder des Therapeuten inhärent ist. Diese Direktivität in der Motivierenden Gesprächsführung ist allerdings nicht im Sinne von Vorgaben zu verstehen, sondern erfolgt in Form von Reflexionen und offenen Fragen und ermöglicht dem Klienten somit Selbsterkenntnis. Bei Rogers tauchen bereits die später für die Motivierende Gesprächsführung wichtigen Prinzipien der Wahrung der Autonomie des Klienten und der Partnerschaftlichkeit der Kommunikation auf Augenhöhe auf.

Thomas Gordon, ein Schüler von Carl Rogers, veröffentlichte 1970 in seinem Buch *Parent Effectiveness Training* (dt.: *Familienkonferenz: Die Lösung von Konflikten zwischen Eltern und Kind,* 2012) zwölf Kommunikationssperren, die eine weitere wichtige Quelle darstellen, aus der sich die Motivierende Gesprächsführung speist.

Gordon listet als Sperren für die Kommunikation folgende Punkte auf:

1. Befehlen, Anordnen, Auffordern
2. Warnen, Mahnen, Drohen
3. Moralisieren, Predigen, Beschwören
4. Beraten[3], Vorschläge machen, Lösungen liefern
5. (Ver-)Urteilen, Kritisieren, Widersprechen, Vorwürfe machen, Beschuldigen
6. Belehren, durch Logik begründen
7. Loben, Zustimmen, Schmeicheln
8. Beschämen, Beschimpfen, Lächerlich machen
9. Interpretieren, Analysieren, Diagnostizieren
10. Beruhigen, Sympathie äußern, Trösten, Aufrichten
11. Nachforschen, Fragen im Sinne von Verhören
12. Ablenken, Ausweichen, Aufziehen

Diese Reaktionen auf das Zuhören kommen in unserer alltäglichen Kommunikation immer wieder vor und sind weit verbreitet. Sie sind in der Interaktion mit einer anderen Person ichbezogen und sie verfolgen ein Ziel, eine Absicht des Zuhörenden. Auch wenn der Zuhörer es tatsächlich gut meint mit dem Warnen, Loben oder Analysieren ... (hier sind alle 12 Punkte einsetzbar) und helfen möchte, verhindert es doch die Selbsterkundung des Sprechers. Sie sind damit für dessen Selbsterkenntnis, für die Grundlage zur Veränderung, hinderlich. Daher ist das Berücksichtigen dieser Kommunikationssperren gerade für die Anwendung der Motivierenden Gesprächsführung wichtig. Sie definieren eine Art Antihaltung, die der Beratende vermeiden sollte, da sie dem Aufbau einer auf Autonomie und Wertschätzung des Klienten ausgerichteten Gesprächsführung zuwiderlaufen.

### 1.1.3 Selbstwahrnehmungstheorie – eine Strategie zur Selbsterkenntnis

Daryl Bem schuf mit seiner Selbstwahrnehmungstheorie (1972) eine weitere wichtige Grundlage für die Motivierende Gesprächsführung: Selbsterkenntnis, die sich in einer bestimmten Einstellung zur eigenen Person manifestiert, kann durch die Analyse von vergangenem Verhalten und/oder Gefühlen entstehen. Ist ein Klient unsicher, ob er gut mit Rückfallsituationen umgehen kann, wird er sich an Situatio-

---

3 Die Begriffe zur Bezeichnung der Kommunikationssperren ähneln der Bezeichnung von Techniken der Motivierenden Gesprächsführung. In der Motivierenden Gesprächsführung liegt jedoch eine klientenzentrierte Haltung zugrunde, die bei den Kommunikationssperren nach Gordon fehlt. Zum Beispiel meint „beraten" bei Gordon „belehren"; in der Motivierenden Gesprächsführung meint „beraten" die Evokation (vgl. Abschnitt 2.3.2 und 3.1.3).

nen und damit zusammenhängende Gefühle zurückerinnern und diese analysieren. Aufgrund dieser Selbstbeobachtung wird er dann evaluieren und zu einem Schluss kommen. Dies gilt allerdings nur für Verhalten, welchem intrinsische Motivation zugrunde liegt, das also freiwillig ausgeführt wurde. Die Einstellung bzw. die Selbsterkenntnis erfolgt hier durch die individuelle Bewertung des eigenen Verhaltens. Im Gegensatz zur Kognitiven Dissonanztheorie, die ab Seite 23 erläutert wird, ist die Selbstwahrnehmungstheorie anwendbar, wenn Einstellungen mehrdeutig und weniger wichtig sind. Die Dissonanztheorie kommt zur Anwendung, wenn sich Menschen entgegen ihrer Einstellung verhalten. Im Umgang mit Rückfällen und auch bei der Umsetzung der Basistechniken der Motivierenden Gesprächsführung spielt dieses Prinzip eine wichtige Rolle.

### 1.1.4 Attributionstheorien

Fritz Heider unterschied 1958 in seinem Buch *The psychology of interpersonal relations* als Erster zwischen internen und externen Attributionen. Damit schuf er die Grundlage für alle folgenden Attributionstheorien. Interne Attribution bedeute, dass eine handelnde Person die Ursache für das Ergebnis eines Verhaltens sich selbst, ihrem Charakter oder ihrer Persönlichkeit zuschreibt. Bei der externen Attribution wird die Ursache als situativ bedingt angesehen und das Ergebnis als von außen verursacht. Martin Seligman erweiterte das Modell und definierte schließlich auf dessen Grundlage das Konzept der erlernten Hilflosigkeit. Bei der Ursachenzuschreibung unterschied Seligman sowohl zwischen internal und external als auch zusätzlich zwischen den Dimensionen stabil vs. variabel und generell vs. spezifisch. Im Rahmen der Motivierenden Gesprächsführung wird bei einer Verhaltensänderung eruiert, für wie beeinflussbar Klienten ihr Verhalten bzw. dessen Ergebnis und damit die Zielerreichung einschätzen. Sie werden zur Eigenanalyse angeleitet. Je nachdem, welchen Attribuierungsstil ein Klient zeigt, sollte der Selbsterkenntnisprozess eingeleitet werden. Dies ist beispielhaft in der folgenden Tabelle 1.1 an einem alkoholabhängigen Klient aufgezeigt: Wie erklärt ein alkoholabhängiger Klient, der einen Abstinenzversuch unternommen hat, dass er in einer bestimmten Situation erneut Alkohol konsumiert hat?

| Variablen | Generell | Spezifisch |
|---|---|---|
| **Internal – stabil** | *„Ich bin zu schwach, ich schaffe den Entzug nie!“* | *„Diese spezielle Situation* (Party) *war viel zu heftig, ich konnte da gar nicht anders als trinken.“* |
| **Internal – variabel** | *„Ich habe mich dieses Mal zu wenig auf den Entzug vorbereitet wie auch die Male davor schon.“* | *„Für diese spezielle Situation hatte ich noch keine Notfallstrategie.“* |
| **External – stabil** | *„Alle um mich herum machen mir es echt schwer, trocken zu bleiben. Ständig versuchen die mich zu überreden mitzusaufen.“* | *„Mein Kumpel macht es mir schwer, trocken zu bleiben. Ständig versucht er mich zum Saufen zu überreden.“* |
| **External – variabel** | *„Das war echt blöd. Ausgerechnet in der Situation kam so viel zusammen und ich konnte nicht widerstehen.“* | *„Darauf, dass so viel zusammenkam, war ich nicht vorbereitet, das hat mich umgehauen.“* |

**Tabelle 1.1:** Attributionsstile am Beispiel eines misslungenen Abstinenzversuches

Je nach Attribuierungsstil neigen die Klienten eher zu *Sustain Talk* (Sprache des Beharrens bzw. Fürsprache für den Status quo): generell – internal – stabil; generell – internal – variabel und generell – external – stabil). Sie sehen dann das Verhalten als nicht oder nur sehr schwer veränderbar an, da sie als Person „versagen“. Entsprechend sind hier dann die Techniken zum Reagieren auf Sustain Talk anzuwenden (siehe Kapitel 4).

Für die Motivierende Gesprächsführung ist diese Differenzierung der Attribuierungsstile der Klienten wichtig, da Veränderungen erst durch Selbsterkenntnis, durch beginnenden *Change Talk* (Argumente für die Veränderung), erreicht werden können. Neigen Menschen zur erlernten Hilflosigkeit, attribuieren sie also Fehler eher internal, stabil und generell, so werden diese eher Sustain Talk zeigen. Ziel des gesamten Prozesses ist es dann, den Klienten anzuleiten, eigene Erfolge anzuerkennen und damit auch internal zu attribuieren und die Umgebungsvariablen als spezifisch wahrzunehmen, also als beeinflussbar, soweit möglich.

## 1.1.5 Kognitive Dissonanztheorie

Leon Festinger prägte 1957 den Begriff der kognitiven Dissonanz. Danach entsteht ein unangenehmer Spannungszustand (Gefühlszustand), wenn ein Verhalten und die damit zusammenhängenden Einstellungen als inkongruent beurteilt werden (sofern das Verhalten freiwillig gewählt wurde und durch dieses Verhalten eine physiologische Erregung entsteht). Dies bedeutet, dass die Kognitionen, die Wahrnehmung, die Gedanken, die Absichten nicht miteinander vereinbar sind. Der entstandene Spannungszustand strebt nach Entspannung. Die Wahrnehmung dieser Spannung, dieser Divergenz, und die Erkenntnis, dass das gezeigte Verhalten eigentlich nicht dem gewünschten Zielzustand entspricht, können zu einem machtvollen Antrieb zur Verhaltensänderung werden, der hilft, das Problem zu lösen (= Verhalten wird geändert, sodass es zur Einstellung passt; etwa: Das Rauchen wird aufgegeben). Damit löst sich der Spannungszustand auf. Wird die Einstellung oder die Absicht verändert, sodass es zum Verhalten passt, reduziert sich der Spannungszustand zunächst ebenfalls (*„Rauchen ist okay“*). Sind diese Lösungen nicht möglich und / oder kann die Einstellung / Absicht nicht dauerhaft verändert werden, wird beispielsweise durch Rechtfertigungen versucht, den Spannungszustand zu reduzieren:

- Es werden andere Gründe als Ursache definiert (*„Mein Nachbar raucht nicht und hat trotzdem Lungenkrebs. Bei mir kommt das nicht vom Rauchen“*).
- Widersprüche werden heruntergespielt (*„Wenn ich wirklich aufhören wollte, dann würde ich es tun“*).
- Das Verhalten wird als erzwungen dargestellt (*„Wenn ich damals nicht beim Bund gewesen wäre, hätte ich niemals angefangen, aber dort hatte man einfach keine Wahl, man musste mitrauchen“*).
- Bestimmte Informationen werden geleugnet (*„Rauchen ist gar nicht so schädlich, das ist doch alles Panikmache! Ich rauche ja auch die Zigaretten ohne Zusatzstoffe“*).
- Es erfolgt eine gezielte selektive Beschaffung von Dissonanz reduzierenden Informationen (*„Ich habe da von einer Studie gelesen, die besagt, dass Rauchen bei meiner Erkrankung sogar hilfreich ist“*).

Menschen, die ihr Verhalten als divergent zu ihren Einstellungen erleben und ihr Verhalten nicht ändern können oder wollen, leben also in einem Spannungszustand. Um diesen zu minimieren, werden Rechtfertigungsversuche gestartet. Versuche von außen, diese Rechtfertigungen logisch zu entkräften, sind umso bedrohlicher, da sie den Spannungszustand wieder erhöhen. Aus therapeutischer Sicht haben diese Versuche also wenig Aussicht auf Erfolg. Bei der Motivierenden Gesprächsführung gilt daher auch, den Klienten nicht zu belehren, sondern gezielt auf seine Selbsterkenntnis zu fokussieren, diese anzuleiten und zu evozieren.

Ist eine Handlung oder Entscheidung eingeschränkt, so erfährt eine Person einen Freiheitsverlust. Diese Unkontrollierbarkeitserfahrung führt nach Brehm zur sogenannten Reaktanz. Die Folge: Die Person versucht, die Freiheit wiederherzustellen. Dazu stehen ihr mehrere Möglichkeiten zur Verfügung:

- **Direkte Wiederherstellung der Freiheit.** Das Verbotene wird dennoch ausgeführt (Gefahren werden ignoriert) oder es wird nicht ausgeführt bzw. es wird weggelassen (Rauchstopp – Gefahren werden ernst genommen).
- **Indirekte Wiederherstellung der Freiheit.** Etwas Vergleichbares wird getan oder das Verbotene wird in einer anderen Situation ausgeführt (statt Zigaretten werden „nur noch“ Shisha oder Zigarillos geraucht; es wird heimlich geraucht).
- **Aggression** zeigen gegen die Einengung oder den Einengenden (Thema Rauchen wird verbal aggressiv abgewehrt).
- **Attraktivitätsveränderung.** Das Verbotene wird aufgewertet *(„Jetzt rauche ich bewusst und genieße das Rauchen bewusst“).*

In einem erweiterten Modell wurde zusätzlich die erlernte Hilflosigkeit nach Seligman integriert: Reaktanzverhalten tritt auf, wenn eine Unkontrollierbarkeitserfahrung zugrunde liegt und gleichzeitig eine übergeordnete Kontrollerwartung besteht. Werden langfristig Unkontrollierbarkeitserfahrungen gemacht und besteht gleichzeitig *keine* übergeordnete Kontrollerwartung, führt dies zur Hilflosigkeit. Hat ein Klient schon mehrfach versucht, mit dem Trinken aufzuhören, jedoch immer wieder aufgrund schwieriger äußerer Umstände erneut mit dem Konsum angefangen, kann dieser daraus die Einstellung gewonnen haben: *„Ich kann es ja eh nicht schaffen! Ich kann diese Situationen nicht beeinflussen.“* Somit wird ein erneuter Stoppversuch unwahrscheinlich, da der Klient das Ziel als unrealistisch einschätzt.

Durch diese Theorie wird deutlich, warum die Wahrung der Autonomie und die Selbsterkenntnis des Klienten innerhalb der Motivierenden Gesprächsführung so wichtig sind und stets berücksichtigt werden sollten: Nur wenn eine Selbsterkenntnis vorausgeht und er seine Ziele selbstständig formuliert und immer die Entscheidung über den gesamten Prozess behält, wird er diese Ziele ansteuern können.

### 1.1.6 Die Selbstbestimmungstheorie

Zum Schluss dieses Abschnitts möchten wir noch Richard M. Ryan und Edward L. Deci erwähnen. Sie entwickelten die Selbstbestimmungstheorie, die die menschliche Motivation für ein bestimmtes Verhalten zum Gegenstand hat. Eine wichtige Rolle spielen hierbei drei universelle psychologische Grundbedürfnisse:

1. Kompetenz,
2. Autonomie und
3. soziale Eingebundenheit.

*Kompetenz* meint, Einfluss auf wichtige Dinge zu haben, um erwünschte Ergebnisse zu erzielen; *Autonomie* beinhaltet, das Verhalten freiwillig zeigen zu können, und schließlich meint *soziale Eingebundenheit* die Bedeutung anderer Personen für ein Subjekt und umgekehrt. Die Befriedigung dieser Grundbedürfnisse hängt vom soziokulturellen Kontext ab. Die Motivation für ein bestimmtes Verhalten kann also nicht durch externe, sondern nur durch internale Anreize gesteigert werden, welche auch die Kompetenz und Autonomie des Individuums berücksichtigen müssen.

Die Selbstbestimmungstheorie ist ebenfalls Grundlage der Motivierenden Gesprächsführung. Durch das evokative Fragen des Beraters wird die Selbsterkenntnis gefördert und die intrinsische Motivation evoziert.

#### Fazit

Die Motivierende Gesprächsführung stellt eine vielerforschte Gesprächsführungsmethode dar, der ein Konglomerat aus zentralen vorausgegangenen Theorien für menschliche Veränderungskompetenz und Motivation zugrunde liegt und die in einem empirischen Prozess stetig weiterentwickelt wurde und wird.

Auf einen Nenner gebracht, geht es bei der Motivierenden Gesprächsführung um die Erreichung und Aufrechterhaltung einer Verhaltensänderung. Diese kann dauerhaft nur über die intrinsische Motivation des Einzelnen erfolgen; erst der Wille und die Fähigkeiten, das Ziel erreichen zu können, machen eine Handlung möglich.

Weitere grundlegende Theorien, die in diesem Abschnitt noch nicht behandelt worden sind, betreffen die Motivation und die Volition: Was motiviert einen Menschen dazu, ein Ziel erreichen zu wollen, und wie kommt es schließlich zur Handlung? Wie wird diese aufrechterhalten? Damit sei noch eine letzte Verwandtschaft der Motivierenden Gesprächsführung vorgestellt, nämlich das Rubikon-Modell der Handlungsphasen von Heinz Heckhausen und Peter M. Gollwitzer (Gollwitzer 1990; Heckhausen & Gollwitzer 1987). Es soll in Abschnitt 1.2 und Kapitel 5 näher vorgestellt werden.

## 1.2 Veränderungsprozesse

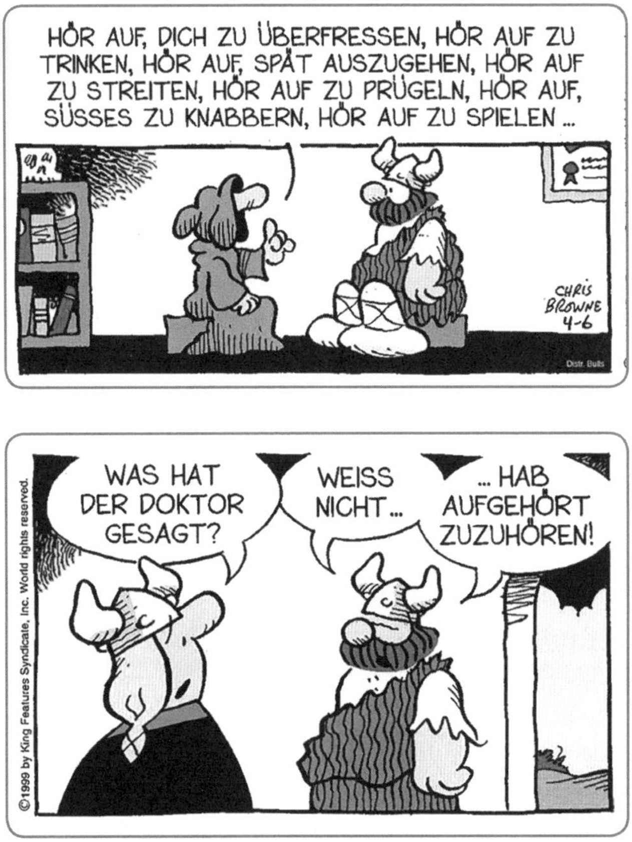
HÖR AUF, DICH ZU ÜBERFRESSEN, HÖR AUF ZU TRINKEN, HÖR AUF, SPÄT AUSZUGEHEN, HÖR AUF ZU STREITEN, HÖR AUF ZU PRÜGELN, HÖR AUF, SÜSSES ZU KNABBERN, HÖR AUF ZU SPIELEN ...
CHRIS BROWNE 4-6
WAS HAT DER DOKTOR GESAGT?
WEISS NICHT...
... HAB AUFGEHÖRT ZUZUHÖREN!
©1999 by King Features Syndicate, Inc. World rights reserved.

(© Mit freundlicher Genehmigung von Bulls Pressedienst GmbH)

Nach Festinger und seiner Theorie der kognitiven Dissonanz (siehe Abschnitt 1.1) kann aus der Wahrnehmung der Diskrepanz zwischen dem gegenwärtigen Zustand und dem gewünschten Ziel ein machtvoller Antrieb zur Veränderung entstehen. Hier kann einem der Widerspruch zwischen dem aktuellen Zustand und den eigenen Werten und Normen, ja der eigenen Lebensanschauung, bewusst werden. In der Motivierenden Gesprächsführung werden die Entwicklung und Verstärkung solcher Diskrepanzen als wichtiges Prinzip und Ziel der Beratung verstanden. Durch sie entsteht im Klienten intrinsische Motivation – die Voraussetzung für Veränderung und Selbstentwicklung.

### 1.2.1 Transtheoretisches Modell der Veränderung (TTM)

Prochaska und Velicer (1997) haben in ihrem Transtheoretischen Modell der Veränderung darüber hinaus noch fünf sogenannte kognitiv-affektive Prozesse beschrieben, die bei einer solchen Veränderung hilfreich sind:

1. **Steigern des Problembewusstseins** – aktives Aufnehmen von Informationen über sich selbst und das Problemverhalten.
2. **Emotionales Erleben** – bewusstes Erleben und Ausdrücken der Gefühle bzgl. des Problemverhaltens und möglicher Lösungen.
3. **Neubewertung der persönlichen Umwelt** – wahrnehmen und bewerten, in welcher Weise das Problemverhalten die persönliche Umwelt und andere Personen betrifft.
4. **Selbstneubewertung** – emotionale und rationale Analyse, in welcher Form das Problemverhalten oder die Änderung des Verhaltens die eigene Person und das Selbstbild betrifft.
5. **Wahrnehmung förderlicher Umweltbedingungen** – Wahrnehmen von Umweltbedingungen, die die Veränderung des Problemverhaltens erleichtern.

Diesen stellen sie noch fünf verhaltensorientierte Prozesse zur Seite:

1. **Gegenkonditionierung** durch Abschwächung des unerwünschten und Bekräftigung des erwünschten Verhaltens.
2. **Kontrolle der Umweltreize** – Kontrolle von Situationen, Personen oder anderen Stimuli, um das Auftreten des Problemverhaltens zu verringern und das Zielverhalten zu erleichtern.
3. **Nutzung hilfreicher Beziehungen** – aktives Nutzen von sozialer Unterstützung zur Erleichterung der Verhaltensänderung.
4. **Selbstverstärkung** – gezieltes Nutzen von (Selbst-)Belohnungsstrategien zur Erreichung und Stabilisierung des Zielverhaltens.
5. **Selbstverpflichtung** – Fassen eines festen Vorsatzes, Selbstverpflichtung zur konsequenten Veränderung des Problemverhaltens.

Diese Prozesse laufen darauf hinaus, dass nach einer Entscheidungsbalance (Vor- und Nachteile des neuen Verhaltens werden gegeneinander abgewogen) eine Entscheidung für eine Veränderung getroffen wird. Zusätzlich entsteht Zuversicht, diese auch umsetzen zu können. Ein wesentlicher Faktor dabei ist die sogenannte Selbstwirksamkeitserwartung, also die Überzeugung der eigenen Umsetzungsfähigkeit. Ob diese Überzeugung durch kognitive Prozesse, Bewertungen, emotionale Erfahrungen oder durch Veränderungen der Umwelt wie etwa soziale Unterstützung erreicht wird, scheint nur von nachrangiger Bedeutung zu sein. Entscheidend ist das Erleben dieser Selbstwirksamkeitserfahrung. In den Anfangsphasen der Veränderung sind eher kognitive und affektive Prozesse wirksam, also Vorgänge des Denkens, der Vorstellung und des Erlebens von Gefühlen. Erwartungen in Bezug auf das Neue spielen ebenso eine wichtige Rolle. Positive Erwartungen nehmen im Verlauf des Prozesses zu und negative Aspekte der Verhaltensänderung werden im Verlauf des Prozesses geringer bewertet. Eine Veränderung wird umgesetzt werden, wenn die positiven Effekte die Nachteile überwiegen. In den späteren Phasen der Veränderung sind es eher verhaltensorientierte Prozesse, die zur Veränderung motivieren. So ist insbesondere der Umgang mit Versuchungssituationen oder das erfolgreiche Bewältigen von Rückfällen wichtig für das Erleben der Selbstwirksamkeit und damit für das weitere Beibehalten des Vorhabens.

Am Anfang der Veränderung stehen vielleicht der Blick in den Spiegel und der Vergleich mit dem sportlichen Schulfreund, der im Fußballverein spielt. Erst durch das Wahrnehmen der Diskrepanz zwischen Realität und Wunsch kann sich Motivation zur Veränderung entwickeln. Dazu ist das Wahrnehmen von Ursache und Wirkung eine wesentliche Voraussetzung. Erst wenn ich mir über meine Ernährungsgewohnheiten und mein Sportverhalten klar werde und den Zusammenhang zwischen Kalorienaufnahme und Kalorienverbrauch kenne, kann ich Gewichtsreduktion durch veränderte Ernährung und Sport herbeiführen. Veränderung besteht aus dem Wollen und dem Können. Veränderung kann aus der Diskrepanz zwischen Wunsch und Wirklichkeit zwar begonnen werden, bei der Umsetzung werden jedoch auch andere Motivatoren wichtig. Zum Beispiel kann die regelmäßige Rückmeldung über den Gewichtsverlauf oder der positive Zuspruch von Freunden und Bekannten über das veränderte Aussehen Mut machen, Trainingsplan und Ernährung so fortzuführen. Durch das Erleben der eigenen Fähigkeit zur Veränderung, durch das Erreichen von Zwischenzielen und das Bewältigen auch kritischer Situationen wächst das Vertrauen in die eigenen Fähigkeiten und damit die Selbstwirksamkeit. Zu Beginn der Veränderung sind also eher die Auflösung von Widersprüchen und das Wegbewegen vom jetzigen Zustand motivierend, während in den fortgeschrittenen Phasen und bei der Umsetzung Freude am Erfolg und das Sichhinbewegen auf ein Ziel hilfreich sind (vgl. auch Abschnitt 5.2).

In den 1980er- und 1990er-Jahren haben Prochaska und DiClemente an der University of Rode Island intensive Studien betrieben, um festzustellen, wie eine Entscheidung, zum Beispiel das Rauchen aufzugeben, zustande kommt und umgesetzt wird. Das Transtheoretische Modell der Veränderung, das Ergebnis dieser Studien, geht von einem phasenhaften Ablauf des Prozesses aus (Prochaska & DiClemente 1982, 1983, 1998). Die sogenannten sechs Stadien der Verhaltensänderung *(Stages of Change),* die in Abbildung 1.1 dargestellt sind, bauen aufeinander auf, müssen jedoch nicht regelhaft und nicht vollständig durchlaufen werden.

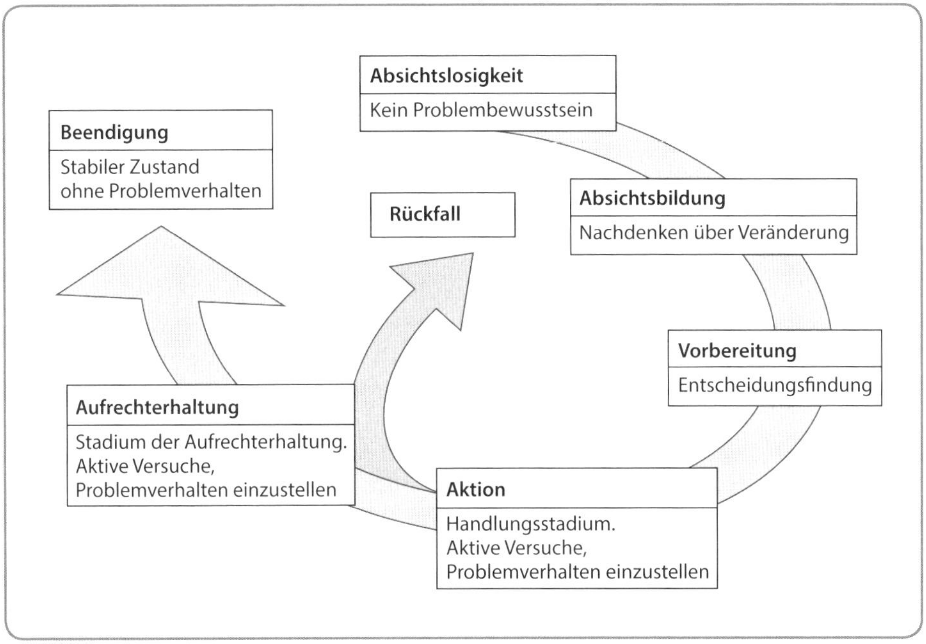


**Abbildung 1.1:** Transtheoretisches Modell mit den Stadien der Veränderung (nach Prochaska & DiClemente 1998)

Im Stadium der **Absichtslosigkeit** *(Precontemplation)* fehlt das Problembewusstsein. Klienten sehen keine Notwendigkeit, den bisherigen Status zu verändern. Es gibt keine individuell bewussten Nachteile des bisherigen Verhaltens.

Beispiel: *„Ich fühle mich wohl mit meinem Gewicht und mit der Freizeit auf der Couch. Sport ist etwas für die anderen."*

Diesem schließt sich das Stadium der **Absichtsbildung** *(Contemplation)* an. Es ist typischerweise das Stadium des Nachdenkens über die Veränderung. Hier werden Nachteile des Status quo wahrgenommen. Es findet ein Abwägen von Vor- und Nachteilen des bisherigen Verhaltens und von denen der Veränderung statt. Ein typisches Merkmal dieser Phase ist die sogenannte Ambivalenz der Veränderung gegenüber, das heißt das Nebeneinander von sich scheinbar widersprechenden Intentionen. Die Klienten fühlen sich hin- und hergerissen zwischen dem einen und dem anderen, dem Wollen und Zweifeln.

Beispiel: *„Für meine neue Freundin würde ich schon schlanker aussehen wollen, und so rasch außer Atem zu kommen beim Gehen ist ja peinlich, aber richtig Lust auf Aktivität habe ich doch nicht. Dabei war ich doch früher in der Schule mal ein ganz guter Läufer und auch viel schlanker.“*

Überwiegen die Vorteile, das alte Verhalten aufzugeben und ein neues zu beginnen, schließt sich das **Vorbereitungsstadium** *(Preparation)* an, in dem sich die Klienten bereits für eine Veränderung entschieden haben und nun erste Schritte und Vorbereitungen für eine Verhaltensänderung unternehmen. Die Klienten machen sich hier also konkret Gedanken über die Umsetzung. Es werden zum Beispiel Trainingspläne für den Sport erstellt, Verabredungen getroffen, Wetten abgeschlossen und soziale Unterstützung gesucht.

Beispiel: *„Jetzt gilt es! Ich will mich im nächsten Urlaub mit meiner Freundin am Strand sehen lassen können. Am Silvesterabend nehme ich mir vor, im nächsten Jahr mehr Sport zu machen.“*

Es folgt die **Aktionsphase** *(Action)*, also das Stadium des Handelns, in dem Klienten ihre Vorsätze umsetzen und das neue Verhalten anwenden. Das heißt, in diesem Stadium wird geprüft, ob der Plan zur Umsetzung im Alltag realistisch auszuführen ist.

Beispiel: *„Ab dem 1. Januar gehe ich jeden Donnerstag um 17 Uhr im Wald joggen.“*

Wenn sich der Umsetzungsplan als effektiv herausstellt, schließt sich idealerweise nun das Stadium der **Aufrechterhaltung** *(Maintenance)* an, in dem das neue Verhalten stabilisiert und in dauerhafte Routinen integriert wird.

Beispiel: *„Die ersten drei Wochen hat das mit dem Joggen bereits gut geklappt.“*

Im ursprünglichen Modell ist das folgende „Stadium“ nicht beschrieben, in den Weiterentwicklungen, insbesondere in der Suchttherapie, ist es jedoch eingefügt: der **Rückfall** *(Relapse)*. Das neue Verhalten kann noch nicht stabil angewendet werden und das alte Verhalten setzt sich wieder durch.

Beispiel: *„Im Januar ist es um 17 Uhr ziemlich dunkel, die Wege im Wald sind verschneit und um 17 Uhr kann ich nicht immer pünktlich Feierabend machen. Das mit dem Joggen am Donnerstag halte ich nicht lange durch … Und die Couch ist im Winter eh viel gemütlicher.“*

Nicht umsonst wird dieses Stadien-Modell der Veränderung oft als Kreis oder Spirale dargestellt (siehe Abbildung 1.1), in dem / der der Rückfall ein Wiedereintreten in den Prozess symbolisiert. Nicht nur bei Suchtpatienten, sondern auch bei alltäglichen Verhaltensänderungen wie dem Vorsatz, mehr Sport zu treiben oder abzunehmen, ist der Rückfall etwas „Normales“. Er kann prinzipiell in jedem Stadium der Veränderung auftreten. Ein Rückfall muss die Person, die eine Veränderung anstrebt, auch nicht immer auf den Anfang des Prozesses, also in die Absichts- oder Ziellosigkeit, zurückwerfen, er kann auch vom Stadium der Vorbereitung erneut in die Absichtsbildung führen. Letztlich bedeutet der Rückfall, dass der in der Vorbereitungsphase gemachte Plan zur Verhaltensänderung noch nicht genug eingeübt wurde oder nicht gut genug durchdacht war, sodass er nicht zur Gewohnheit werden konnte und / oder nicht dauerhaft anwendbar ist. Je nach Erfahrungen, nach den Ausrutschern *(Lapses)*, die während der Handlungsphase gemacht wurden, muss also eine Überarbeitung des Plans stattfinden und das neue Verhalten weiter eingeübt werden.

Beispiel: „*Ich verlege mein Joggen auf Samstagvormittag, denn da ist es hell und ich habe frei. Ich melde mich in einer Laufgruppe an. Falls ich mal nicht komme, muss ich mich aktiv abmelden, und das wäre auch wieder peinlich.*“

Aus diesem Stadien-Modell der Veränderung ergibt sich die Notwendigkeit für Beratende, eine passgenaue Intervention für das entsprechende Stadium der Veränderung, in dem sich der Klient zum aktuellen Zeitpunkt befindet, zu entwickeln (vgl. Abbildung 1.2). Viele Beratungen und Therapien scheitern daran, dass die Intervention nicht auf das Veränderungsstadium des Klienten, also seine individuellen Bedürfnisse, abgestimmt ist. Oft geht der Beratende zu schnell vor, die jeweilige Intervention wäre erst für eine viel spätere Phase des Veränderungsprozesses geeignet. In der Absichtslosigkeit muss sich der Klient zuerst einmal bewusst machen, dass sein jetziges Verhalten problematisch ist (Selbsterkenntnis) und dass es bessere Alternativen gibt. Ein Ziel in dieser Phase der Beratung ist es, die Selbsterkenntnis des Klienten durch neue Informationen zu fördern. Der schwierigste und oft langwierigste Schritt ist es, von diesem Stadium in den Veränderungsprozess einzutreten und in die Absichtsbildung hineinzukommen. Dazu braucht es auch aufseiten des Beratenden viel Geduld und ein Fokussieren auf die vielen kleinen positiven Schritte. In der Absichtsbildung bedeutet das Vorliegen von Ambivalenz nicht etwa fehlende Motivation, sondern es ist bereits der Ausdruck einer stattgefundenen Veränderung. In diesem Stadium gilt es, Vor- und Nachteile geduldig abzuwägen und dieses dynamische Gleichgewicht durch Erfahrungen, Vorstellungen oder Wünsche der Klienten zu gestalten. In der Vorbereitungsphase sollen realistische Pläne für die Umsetzung gemacht und Informationen weitergegeben werden. In der Aktionsphase wird der Klient bei der Verwirklichung seiner Pläne begleitet. Diese geht in die Aufrechterhaltung über. Hier betreibt der Berater Nachsorge. Es geht darum, die Selbstwirksamkeitserfahrung des Klienten zu steigern, insbesondere auch Schwierigkeiten und Risiken zu erkennen und damit umgehen zu lernen. Und schließlich gilt es, bei einem Rückfall zu verstehen, was genau passiert ist, um daraus Schlüsse zu ziehen und einen neuen Anlauf möglich zu machen. Somit steckt in jedem vermeintlichen Scheitern auch immer ein Gewinn. Die konstruktive Verarbeitung der Misserfolgserfahrungen vergangener Versuche kann zur Auswahl günstigerer Strategien führen und somit zu einem Fortschreiten in diesem Prozess beitragen. Der Fortschritt gleicht also eher einem spiralartigen als einem kreishaften Ablauf (DiClemente et al. 1991).

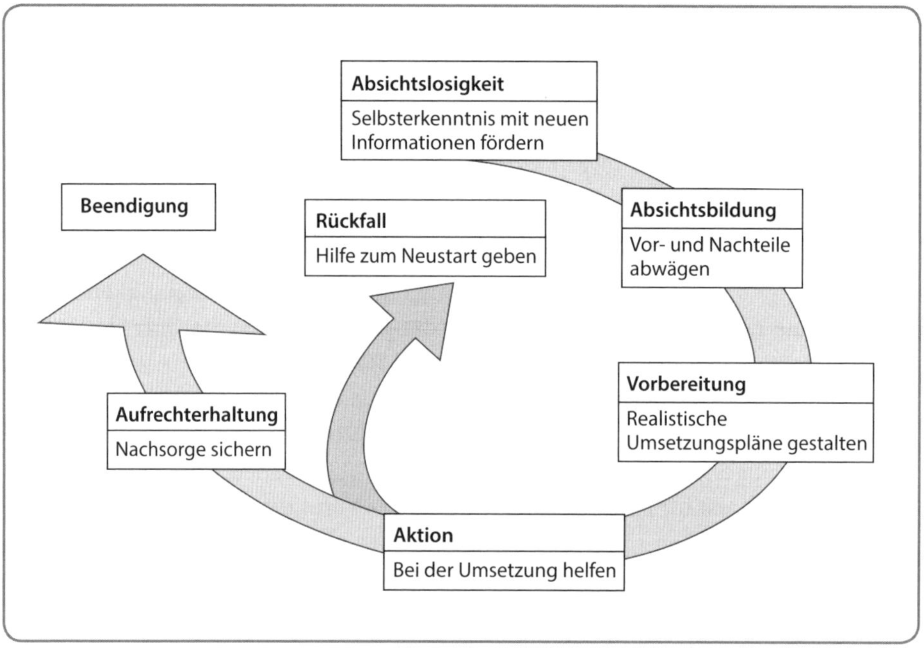


**Abbildung 1.2:** Schwerpunkte der Beratung in den einzelnen Phasen des Transtheoretischen Modells

Das Transtheoretische Modell wird in der Wissenschaft durchaus kritisch diskutiert. Die Phasen werden nicht immer streng chronologisch durchlaufen, fehlen sogar manchmal. Betrachtet man es jedoch flexibel und sieht es als Grundlage, kann es hilfreich im Umgang mit Klienten und in der Beurteilung ihrer Position in einem Veränderungsprozess sein.

## 1.2.2 *Das Rubikon-Modell*

Ein weiteres Modell der Veränderung, das hier vorgestellt werden soll, ist das Rubikon-Modell nach Heckhausen und Gollwitzer (1987). Dieses stellt eine gute Ergänzung zum Transtheoretischen Modell der Veränderung dar. Das Rubikon-Modell fokussiert den Moment der Entscheidung, in dem aus einer eher gedanklichen Beschäftigung mit der Veränderung ein Handeln wird und so der „Rubikon" überschritten ist (vgl. Abbildung 1.3).

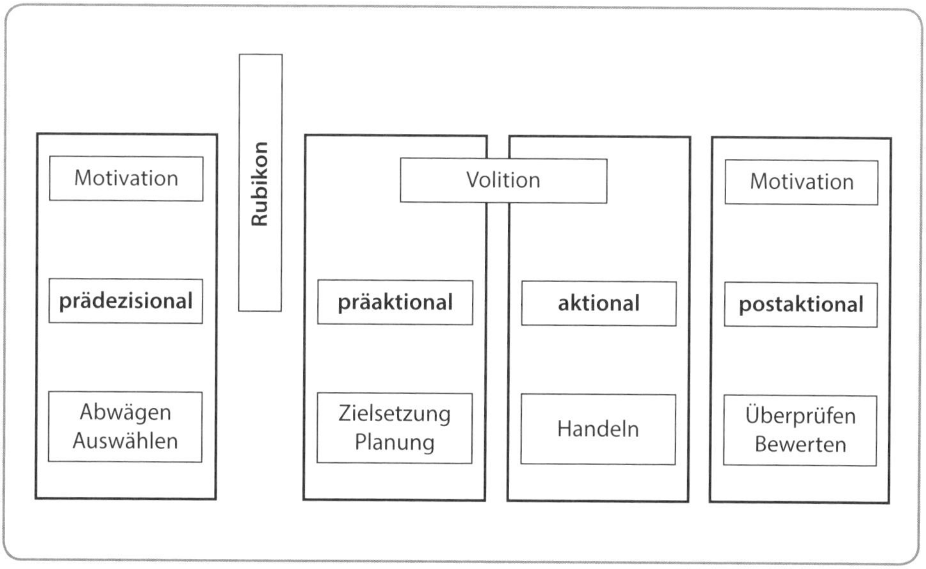


**Abbildung 1.3:** Das Rubikon-Modell

Der Name des Modells geht auf die Erzählung von Julius Cäsar zurück, der auf Beschluss des römischen Senats im Jahre 49 v. Chr. zunächst sein Heer entlassen und die Befehlsgewalt über Gallien niederlegen sollte, bevor er für den Senat kandidieren könne. Cäsar beschloss daraufhin, mit seinem Heer die Grenzen des römischen Kernlandes, eben den Fluss Rubikon in Mittelitalien, zu überschreiten und in Rom einzumarschieren, was einer Kriegserklärung gleichkam. Mit dem Überschreiten des Flusses gab es für ihn kein Zurück mehr, sondern nur noch den Weg nach vorne, nach Rom. Ebenso überzeugt muss die Entscheidung zur Veränderung ausfallen (siehe Kapitel 5). Dieser Moment der Entscheidung, der im Transtheoretischen Modell der Veränderung zwischen Absichtsbildungs- und Aktionsphase liegt, wird im Rubikon-Modell noch weiter ausdifferenziert und durch die späteren Phasen der Veränderung konkretisiert. Hier beginnt der Prozess der Veränderung mit einer Abwägungsphase (motivations- oder prädezisionalen Phase). Es folgt die Planungsphase (präaktionale Phase), in der die Entscheidung für ein Ziel, die Absichtsbildung und die damit verbundene Selbstverpflichtung getroffen werden. Mit dieser Selbstverpflichtung entstehen dann Handlungsvorsätze und die konkrete Handlungsplanung. So wird aus der theoretischen Beschäftigung mit dem Ziel eine Handlung – oder: Aus der Motivation wird Volition. Es entwickelt sich das bewusste und willentliche Handeln und das Umsetzen von Zielen. Ab diesem Moment treten Zweifel oder ein erneutes Abwägen der Vor- und Nachteile deutlich in den Hintergrund. Der Rubikon ist überschritten.

In der sich anschließenden Handlungsphase (aktionale Phase) wird das Handeln initiiert und ausdauernd auf das Ziel ausgerichtet und Ablenkungen durch Schwierigkeiten oder Misserfolge relativiert. In der letzten Phase, der Bewertungsphase (postaktionale Phase), findet eine Erfolgsbewertung statt. Eventuell erfolgt auch eine Nachbesserung durch einen Soll-Ist-Vergleich von ursprünglichen Zielen und erreichtem Zustand. Hieraus kann eine Motivation zu neuem Handeln entstehen. In diesem Modell ist also keine Rede von einem Rückfall (im Gegensatz zum Transtheoretischen Modell), sondern von einem neuen Handlungsansatz.

Erwähnt sei auch die Weiterentwicklung des Modells durch Storch und Mitarbeiter (Storch & Krause 2007). Diese unterteilen den phasenhaften Ablauf folgendermaßen:

- Ausgehend von einem unbewussten *Bedürfnis*
- erfolgt die Entwicklung eines bewussten *Handlungsmotives* und
- es kommt zur konkreten *Intention,* woraus
- präaktionale *Handlungsvorbereitung* resultiert und
- letztendlich die *Handlung.*

Beiden Modellen gemeinsam ist, dass nach der Motivationsphase die Fokussierung auf ein Ziel stattfindet, das im weiteren Verlauf verfolgt, umgesetzt und auf Erreichung hin evaluiert wird. Auf das Wollen folgt das Handeln.

Eine Domäne der Motivierenden Gesprächsführung ist die Entwicklung von Motivation und das Überwinden von Zweifeln und inneren Hindernissen, die der Veränderung entgegenstehen. Einen großen Raum nimmt der Umgang mit Ambivalenz ein, weswegen die Techniken sich durchaus an den Phasen des Transtheoretischen Modells der Veränderung orientieren können. Gerade auch in den fortgeschrittenen Phasen der Veränderung (also „hinter dem Rubikon“) gelten ähnliche Prinzipien der Beratung und Beziehungsgestaltung. Hierauf gehen wir in Kapitel 5 und 6 ein.

# 2. Grundlagen der Gesprächsführung

Miller und Rollnick (2002) haben die Motivierende Gesprächsführung als eine partnerschaftliche und zielorientierte Art der Kommunikation definiert. Diese nimmt veränderungsbezogene Äußerungen in den Blick, mit der das weit verbreitete Phänomen der Ambivalenz gegenüber Veränderung bearbeitet wird. Sie ist darauf ausgerichtet, Eigenmotivation und Bereitschaft zur Veränderung zu stärken, indem eigene Gründe für eine Veränderung in einer Atmosphäre von Akzeptanz und Anteilnahme entlockt und erkundet werden. Motivierende Gesprächsführung ist ein Hilfsmittel zur Beratung bei Prozessen, die Veränderung beinhalten. Sie ist darauf ausgerichtet, die individuelle Entwicklung des Klienten über den aktuellen Zustand hinaus zu fördern. Weil sie Veränderung initiiert und unterstützt, ist die Beratung direktiv. Und gleichzeitig ist sie ergebnisoffen und auf die individuellen Ziele des Klienten ausgerichtet. Dies erscheint auf den ersten Blick als ein Widerspruch und wurde und wird kontrovers diskutiert. Diese Dualität aus Direktivität der Beratung und Wahrung der Autonomie des Klienten durch Ergebnisoffenheit ist ein wesentliches Charakteristikum der Motivierenden Gesprächsführung. Im Umgang mit Klienten kann diese Dualität herausfordernd sein. In diesem Kapitel sollen die Grundprinzipien der Beziehungsgestaltung und der Zielsetzung des Beratungsprozesses dargestellt werden. Zur leichteren Anwendung beschreiben wir eine Synthese verschiedener Schulen und Richtungen sowie Entwicklungsschritte der Motivierenden Gesprächsführung über die letzten Jahrzehnte im Überblick.

## 2.1 Dysfunktionale Lösungsversuche und Evokation

Jedes Verhalten macht aus der subjektiven Sicht des Klienten erst einmal Sinn. Auch wenn dies für den Beratenden und andere Außenstehende nur schwer zu verstehen ist, teilweise sogar als widersprüchlich oder falsch angesehen wird. Aus der individuellen Lerngeschichte, aus den individuellen Werten und Zielen des Klienten heraus ist es jedoch sinnvoll, genau so zu handeln. Der Widerspruch entsteht oft durch unterschiedliche Ziele des Einzelnen und seiner Umwelt. Aus der subjektiven Sicht kann es zum Beispiel hilfreich und erleichternd sein, Anspannungen und Schlafstörungen durch Alkoholkonsum zu reduzieren. Gleichzeitig verursacht dieser Alkoholkonsum im Umfeld des Klienten massive Probleme: Konflikte in der Partnerschaft, medizinische Risiken oder juristische Folgen. In der Verhaltenstherapie wird von einem dysfunktionalen Lösungsversuch eines Problems oder Konfliktes gesprochen. Da Klient und dessen Umfeld/Beratender die Risiken und Folgen des Verhaltens unterschiedlich einschätzen, entstehen nicht selten weitere Konflikte. Es ist Aufgabe des Beratenden, auf negative Konsequenzen des Verhaltens hinzuweisen und diese Diskrepanzen herauszuarbeiten. Ein Arzt sollte beispielsweise seinen Patienten darüber aufklären, dass eine cholesterinreiche Ernährung in Verbindung mit Bewegungsmangel und erhöhtem Blutdruck die Gefahr eines Herzinfarktes erhöhen kann. Und gleichzeitig sollte der Patient selbst aus dieser Beschreibung des Risikos einen eigenen Handlungsauftrag zur Verhaltensänderung ableiten, denn nur er kann sich ändern. Und genau hier setzt die Motivierende Gesprächsführung an. Ziel ist es nicht, den Klienten in belehrender Weise „aufzuklären", sondern ihm zu helfen, seine Schlüsse aus einer sichtbar gewordenen Diskrepanz zwischen Verhalten (gesundheitsschädlich) und Absicht (Gesundheit bewahren) zu ziehen und für seine individuelle Situation die passende Lösung zu finden. Motivierende Gesprächsführung ist daher intensive Arbeit mit der individuellen und intrinsischen Motivation des Klienten. Im letzten Schritt muss der Klient selbst entscheiden, welche Dinge er umsetzt und welchen Weg er geht. Wer mit Suchtkranken arbeitet, kennt die sogenannten fremdmotivierten Klienten, die nur in Behandlung kommen, weil die Ehefrau oder der Arbeitgeber darauf bestanden hat. Auch wenn der Impuls zur Veränderung von außen kommt, entscheidet doch der Klient selbstständig und autonom, ob er diesem Impuls folgen und die Veränderung umsetzen möchte. Gerade in dieser Entscheidung liegt die Autonomie des Klienten. Daher ist die Bezeichnung „fremdmotiviert" nicht präzise. Warum und auf welchem Weg sich eine Person dazu entschließt, sich zu verändern, ist ein spannender Prozess.

Werte und Ziele sind Handlungsantrieb und können Förderer von Entwicklung sein. Es sei noch mal wiederholt und betont, dass diese Antriebe im individuellen Kontext verstanden und für eine Verhaltensänderung genutzt werden können. Die Benennung von Risiken, die Konfrontation mit Grenzen und Regeln, die Sanktionierung von Verhaltensweisen sind wichtig für unser gesellschaftliches Zusammenleben im juristischen Kontext – als normatives Element und zum Schutz anderer. Im Sinne der individuellen Verhaltensänderung können sie auch den Auslöser für eine Veränderung darstellen. Sie fördern jedoch nur selten den Veränderungsprozess. Aus der subjektiven Sicht macht ja dieses Verhalten eben gerade Sinn, weil es einem bestimmten Zweck dient. Aus Sicht des Einzelnen muss dieser mit der Verhaltensänderung eventuell etwas Liebgewonnenes oder gar Genussvolles aufgeben. Möglicherweise macht die Änderung auch Angst, das Neue ist ja auch unbekannt. Oft erzeugen Verbote, Belehrungen und Drohungen dann eine ablehnende Haltung beim Klienten. Dieses Phänomen nennen wir Reaktanz oder Dissonanz (siehe Abschnitt 1.1 und 4.4). Oft scheitern Beratungsgespräche genau an diesem Punkt. Die Zeit der amerikanischen Prohibition der 1920er-Jahre, in der der Alkoholkonsum verboten war, ist ein gutes Beispiel für diesen Effekt. Viele Bücher und Filme beschreiben den Kampf der Polizei gegen Alkoholschmuggel und Kriminalität. Sie beschreiben auch den Aufstieg von verbrecherischen Organisationen durch profitable illegale Geschäfte. Dissonanz findet kreative und flexible Wege, sich durchzusetzen. Letztlich musste das Verbot trotz der guten Vorsätze und der guten Intention, den Alkoholkonsum zu reduzieren, zurückgenommen werden.

Vince Pfaff, ein US-amerikanischer Autor, prägte die Aussage: „People tend to resist that which is forced upon them. People tend to support that what they helped to create." Frei übersetzt: Erzwungenes wird abgelehnt; Menschen unterstützen lieber Dinge, an deren Entstehung sie beteiligt waren. Der Schlüssel für erfolgreiche Beratung zur Veränderung liegt also in der Einbeziehung des Klienten in diesen Prozess, liegt also in der Erkundung der inneren Welt des Klienten, seiner Motive, Ansichten, Befürchtungen und Gründe. Der Beratende kann dem Klienten die Motivation nicht „überstülpen", er kann sie nicht von außen „hineingeben". Er kann jedoch dem Klienten helfen, seine inneren Motive und Werte zu entdecken, die Einstellungen zu klären und für seinen Prozess nutzbar zu machen. Er kann mit dem arbeiten, was aus dem Klienten kommt. Der Weg wird durch den Klienten bestimmt.

Aus diesem Grundprinzip ergibt sich eine besondere Haltung des Beratenden gegenüber dem Klienten. Es ist seine Aufgabe, eine Atmosphäre zu schaffen, in der sich dieser individuelle Entwicklungsprozess entfalten kann. Er muss Raum geben für Veränderungen, er muss Mut machen, er muss auffordern, eigene Erfahrungen zu sammeln und daraus zu lernen. Auch im Falle von Enttäuschungen oder Niederlagen. So schmerzhaft ein Rückfall in alte Muster auch ist, er gehört zum Prozess der Veränderung dazu (siehe Kapitel 6). In der Motivierenden Gesprächsführung wird dieses Prinzip der Förderung geleiteter und doch selbst gemachter Entdeckungen Evokation genannt.

## 2.2 Die Gesprächsatmosphäre

In der Beratung begegnen sich keine ungleichen Partner, nicht Belehrender und Belehrter, nicht Lehrer und Schüler. Es sind vielmehr zwei Experten auf Augenhöhe, der Beratende als Experte für den Veränderungsprozess, der Klient als Experte für sein Leben. Beide entwickeln miteinander und gemeinsam den Weg.

Damit dies gelingen kann, wird Wert auf eine besondere Gesprächsatmosphäre gelegt, die es dem Klienten ermöglicht, sich zu öffnen und eigene Erfahrungen zu machen. Ein ganz wesentliches Element stellt der empathische und wertschätzende Umgang miteinander dar, der sich durch alle Interventionen in der Motivierenden

Gesprächsführung zieht. Dieser fußt auf der Erfahrung, dass Konfrontationen Dissonanz hervorrufen und für individuelle Entwicklungen eher hinderlich sind. In der Motivierenden Gesprächsführung soll durch eine besonders offene und wertschätzende Haltung und Einstellung des Beratenden diese Dissonanz gar nicht erst entstehen. Und gerade hier liegt eine große Stärke der Motivierenden Gesprächsführung, die selbst bei absichtslosen Klienten oder jenen, die bereits mit einer gewissen Dissonanz zur Beratung kommen, einen Zugang ermöglicht und oft eine Veränderung induziert.

Nicht nur Techniken sind es also, die die Motivierende Gesprächsführung ausmachen, sondern innere Einstellungen und nonverbale Signale, die dazu beitragen, ein Gespräch in besonderer Weise zu lenken. Und dabei befindet sich auch der Beratende stets in einem Lernprozess: Die atmosphärische Gestaltung des Gespräches, Empathie und Wertschätzung sind auch für Beratende wichtige Entwicklungsmöglichkeiten.

## 2.3 Die Haltung des Beratenden

In der therapeutischen Haltung des Beratenden spiegelt sich eine der Quellen der Motivierenden Gesprächsführung wider: die klientenzentrierte Gesprächsführung nach Carl Rogers (vgl. Abschnitt 1.1.2). Hier ist die Einstellung des Beratenden durch Kongruenz, Empathie und bedingungslose positive Zuwendung gekennzeichnet. In der Motivierenden Gesprächsführung herrscht ein darauf aufbauendes akzeptierendes und wertschätzendes Bild des Gegenübers vor. Der Klient wird in seiner Individualität akzeptiert und respektiert. Er ist nicht nur derjenige, der sich und sein Leben am besten kennt, er ist auch derjenige, der den Prozess der Veränderung durchleben muss. Der Beratende sollte eine Gesprächsatmosphäre schaffen, in der Respekt und Wertschätzung für den Klienten spürbar werden. In einer solchen wohlwollenden Atmosphäre kann sich Entwicklung besser vollziehen. Ein Lernprozess lässt sich viel besser durch Unterstützung als durch Sanktion entwickeln. Gleichzeitig bleibt der Beratende derjenige, der den Prozess initiiert und begleitet. Der Gesprächsstil ist anleitend und begleitend.

Eine extreme Ausprägung davon wäre der direktive und bestimmende Gesprächsstil. Hier herrschen informierende Äußerungen des Beratenden vor. Dieser führt und fragt, der Klient antwortet. Das Gegenteil davon ist wiederum der Gesprächsstil, bei dem der Beratende passiv und zuhörend bleibt. Bei diesem Laissez-faire-Stil bestimmt ausschließlich der Klient den Gesprächsverlauf. Zwischen diesen beiden Extremen liegt der (für die Motivierende Gesprächsführung wünschenswerte) begleitende oder anleitende Gesprächsstil, der sowohl Anteile des Zuhörens als auch des Informierens beinhaltet. Fragen werden eher zur Unterstützung gestellt, Informationen mit der Option der Wahlfreiheit vermittelt. Und das Zuhören geschieht nicht rein passiv, sondern mit der absichtsvollen Verstärkung bestimmter Gesprächsanteile, die auf eine Veränderung hindeuten (mehr dazu in Kapitel 5).

Die Beziehung zwischen Klient und dem Beratenden ist in der Motivierenden Gesprächsführung durch vier wesentliche Prinzipien gekennzeichnet (vgl. Abbildung 2.1):

1. Partnerschaftlichkeit,
2. Geleitetes Entdecken (Evokation),
3. Akzeptanz (Unterstützung der Autonomie, Empathie, Würdigung und bedingungsfreie Wertschätzung) und
4. Mitgefühl.

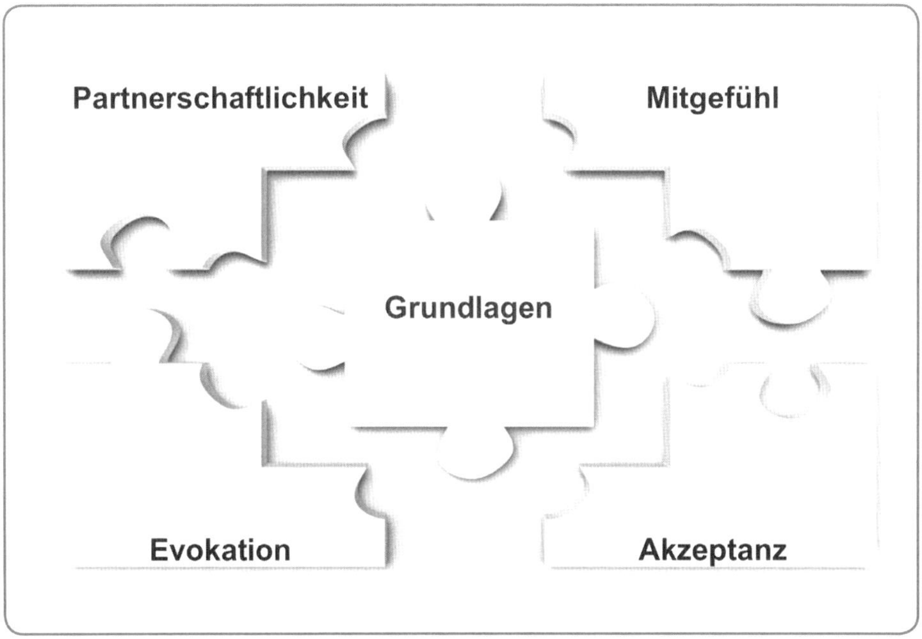


**Abbildung 2.1:** Grundlagen der Motivierenden Gesprächsführung, die sich in der Haltung des Beratenden widerspiegeln

### 2.3.1 Partnerschaftlichkeit

Sie ermöglicht eine Begegnung auf Augenhöhe und erfordert wechselseitigen Respekt vor den Ansichten des anderen. Prinzipiell sind beide Gesprächspartner gleichgestellt. Der Beratende hat dem Klienten das medizinische / psychotherapeutische Wissen über die Erkrankung, das Verhalten oder den Veränderungsprozess voraus. Er kennt zudem die Berichte anderer Klienten, die sich in ähnlichen Situationen befanden. Der Klient hat dem Beratenden das Wissen um seine Lebenssituation, seinen Alltag, seine früheren Erfahrungen, seine Ziele und Werte im Leben voraus. Nachhaltige Veränderung funktioniert unter Einbeziehung und in der Passung beider „Expertisen". Klient und Berater sind ein Team, das gemeinsam den Weg durch den Prozess der Veränderung geht.

### 2.3.2 Geleitetes Entdecken

Durch die Beratung soll die Veränderungsbereitschaft des Klienten hervorgelockt werden. Er soll seine Einstellung erkunden, deren unterschiedliche Anteile wahrnehmen und erleben und daraus seine Motivation und seinen Weg entwickeln können. Die Rolle des Beratenden ist die eines Mutmachenden, der den Klienten bei der Erkundung seiner selbst begleitet und leitet. Dieses geleitete Entdecken ermöglicht dem Klienten neue Erfahrungen und fördert damit Selbstwirksamkeit und Selbstsicherheit. Der Beratende kann mit einem Geburtshelfer für die Ziele des Klienten verglichen werden. Er holt die intrinsischen Ansichten und Motive des Klienten ans Licht und erweckt diese zum Leben. Diese Anleitung des Klienten wird unter anderem durch die Art der Fragen deutlich, die den Klienten in Richtung Veränderung antworten lassen. Wer fragt, der führt! In den sich in diesem Prozess entwickelnden Zielen ist der Klient dagegen autonom.

In diesem Zusammenhang ist auch der Rückfall ein Lernprozess, der auf dem Weg zum Neuen unvermeidlich ist (siehe Kapitel 6). Nicht jede Schwierigkeit können und wollen wir vorhersehen, unser Plan muss an der Realität reifen. Laufen lernen bedeutet, selbst einen Fuß vor den anderen zu setzen, die Unsicherheit beim Gleichgewichthalten zu überwinden, nach dem Hinfallen immer wieder aufzustehen und irgendwann die helfende Hand nicht mehr zu brauchen. Anleiten bedeutet, diese helfende Hand anzubieten und zu erkennen, wann Stolpern harmlos ist und wann wir eingreifen müssen, um größere Stürze zu verhindern bzw. diese zu erklären und als Lernschritt darzustellen.

### 2.3.3 Akzeptanz

Die akzeptierende Haltung der Beratenden unterteilen Miller und Rollnick in

- die Wahrung der *Autonomie* des Klienten,
- die *Empathie* gegenüber dem Klienten und
- dessen *Wertschätzung* und Würdigung.

Der Beratende akzeptiert, dass der Klient in seiner Entscheidung frei und autonom ist. Daher sollte er die Einstellungen des Klienten nicht werten. Das bedeutet, Ansichten und Aussagen im ersten Schritt neutral hinzunehmen und sie nicht durch ein Urteil oder einen Vergleich positiv oder negativ einzuordnen. Dies fällt umso schwerer, je mehr sich die Ansichten von Beratendem und Klient unterscheiden.

Ein schönes Gleichnis zum Thema Akzeptanz bietet der „Umgang mit dem leeren Tank“: Wenn ich mit dem Auto fahre und zu einem bestimmten Zeitpunkt an einem bestimmten Ort sein will, dann ist jedes Hindernis unpassend. Passiert es mir nun, dass ich mitten auf der Strecke, vielleicht auch noch in einem unbewohnten Gebiet, mit leerem Tank auf der Straße liegen bleibe, bringt mich dieses Ereignis durcheinander und setzt mich unter Druck. Ich kann nun Zeit damit verbringen, mich nach den Ursachen zu fragen, den Fehler zu suchen und mir Vorwürfe zu machen, warum ich nicht rechtzeitig eine Tankstelle angefahren habe. Dies wird allerdings an dem aktuellen Dilemma nichts ändern. Ich werde erst dann etwas gegen das nun entstandene Problem tun können, wenn ich es mit all den Fehlern und Dummheiten, die ich begangen habe, annehme und akzeptiere. Erst durch die (wertfreie) Akzeptanz und das Überwinden der Bewertung der Situation bin ich in der Lage, den Kanister aus dem Kofferraum zu holen und zur nächsten Tankstelle zu laufen oder mich an den Straßenrand zu stellen und ein Auto anzuhalten. Die eigentliche Bewältigung der Situation, das Handeln, kann erst dann erfolgen, wenn ich die Situation angenommen habe. Eine hilfreiche Analyse und das Lernen aus dem Fehler erfolgen erst zu einem späteren Zeitpunkt, wenn das aktuelle Problem gelöst ist. Dann kann ich mir zum Beispiel einen Erinnerungszettel mit dem Hinweis „Tanken nicht vergessen!“ am Lenkrad anbringen.

Die Autonomie des Klienten schließt den Verzicht auf Einflussnahme durch den Beratenden mit ein. Dies bedeutet auch einen Verzicht auf von außen vorgegebene Ziele und Vorstellungen. Allerdings nimmt der Beratende insofern Einfluss auf den Klienten, als dass er diesem hilft, eigene Ansichten zu erkennen und zu entwickeln (Evokation).

Verbunden mit dieser Akzeptanz, ist das Interesse an der Erlebenswelt des Klienten, seinen Erlebnissen, Ansichten, Werten und Zielen zentral. Dieses Interesse am anderen, die Fähigkeit und Bereitschaft, seine Empfindungen, Gedanken, Emotionen,

Motive zu erkennen und zu verstehen, entspricht der Empathie als notwendiger Voraussetzung für das Gelingen der Beratung. Dieser philosophisch und kulturell alte und vielschichtige Begriff bezeichnet unter anderem ein zentrales Element der klientenzentrierten Gesprächstherapie nach Rogers (siehe Abschnitt 1.1.2). Miller und Rollnick verbinden damit ein kognitives Interesse am Erlebnisraum des Klienten. Gemeint ist aber nicht nur die Fähigkeit des analytischen Erkennens des Zustandes und des subjektiven Erlebens eines Gegenübers, sondern auch die Fähigkeit des emotionalen Miterlebens. Miller und Rollnick haben diese aktive Haltung des Beraters in ihrer 3. Auflage (2013) auch als eigenes Prinzip der Gesprächsführung bezeichnet: Mitgefühl (siehe nächster Abschnitt „Mitgefühl").

Und schließlich erfährt der Klient durch die wertfreie Akzeptanz seiner Person, seiner Ansichten und Werte und gerade auch seiner Schwächen und Probleme eine wohlwollende Wertschätzung, die ein weiteres Grundprinzip der klientenzentrierten Psychotherapie nach Rogers darstellt und dort sogar als bedingungslose positive Zuwendung bezeichnet wird. Sie drückt sich durch Zugewandtheit, Interesse, Aufmerksamkeit und Freundlichkeit aus. Der Beratende drückt seine Anerkennung für die Leistung oder Ansichten des Klienten aus. So ergeben sich positive Verstärkungen für den Klienten. Er erfährt nicht nur eine Steigerung seines Selbstwertes und damit seiner Selbstwirksamkeit, es entsteht darüber hinaus auch eine Direktivität, indem der Klient eine bestimmte Richtung einschlägt. Der Beratende respektiert und wertschätzt diese Autonomie.

### 2.3.4 *Mitgefühl*

In der jüngeren Entwicklung der Motivierenden Gesprächsführung wurde dem oben Genannten das Prinzip Mitgefühl hinzugefügt. In Ergänzung zur Empathie umfasst Mitgefühl nicht nur eine analytisch erkennende und akzeptierende Komponente. Mitgefühlt meint auch eine aktive Fürsorge für den Klienten. „Empathie heißt: Ich fühle das, was ein anderer Mensch fühlt. Mitgefühl bedeutet: Ich kümmere mich um den anderen, ich sorge für ihn" (Bloom 2015).

Mitgefühl von Empathie abzugrenzen fällt mitunter schwer. Warum trotzdem diese Unterscheidung? Einerseits sind – neurobiologisch betrachtet – unterschiedliche Hirnareale während dieser beiden „Aufgaben" aktiv. Um dem Kern von Mitgefühl nahezukommen, macht es also durchaus Sinn, zu differenzieren. Andererseits werden beim Mitgefühl die handelnde Interaktion und die aktive Einflussnahme (im Sinne des geleiteten Entdeckens) des Beratenden auf das Gespräch und die Handlungen des Klienten betont. Es soll sichergestellt werden, dass die Ziele des Beratenden niemals über die des Klienten gestellt werden. Der Beratende muss somit unmittelbar und fürsorglich Einfluss nehmen. Dabei sind auch konfrontative Interventionen möglich, ein Nein ist erlaubt: *„Ich kann nur dann weiter mit Ihnen arbeiten, wenn keine Gefahr mehr für Sie besteht. Zunächst ist es für Sie wichtig …"*

Hier besteht das Risiko, das Recht auf Autonomie des Klienten zu verletzen. Und zugleich muss auch bei einer solchen Konfrontation die Wertschätzung für die individuelle Situation und die Interessen des Klienten als oberstes Prinzip über den Interessen des Beratenden stehen. Wird dieses Prinzip vernachlässigt, entsteht manipulative Einflussnahme und damit unethisches Handeln. Es ist ein wahrer Balanceakt und wir gehen auf dieses Spannungsfeld zwischen den Grundprinzipien in Kapitel 8 noch einmal genauer ein.

## 2.4 Prinzipien der Gesprächsführung

Die Prinzipien der Motivierenden Gesprächsführung und ihrer Interventionen entsprechen in weiten Teilen denen der Grundhaltung des Beratenden. Sie geben dem Beratenden jedoch zusätzlich noch einen Hinweis auf die Schwerpunktsetzung und die Richtung innerhalb des Beratungsverlaufes. Sie sind also zielorientierter ausgerichtet als die Grundhaltung, mit der eher eine bestimmte Atmosphäre geschaffen werden soll.

### 2.4.1 *Empathie*

Um Empathie auszudrücken, eignen sich alle Techniken, die eine Gesprächsatmosphäre der wertschätzenden Akzeptanz herstellen. Insbesondere die Basistechniken aus Kapitel 3 sind hier effektive Werkzeuge: offene Fragen, Wertschätzung ausdrücken, Zusammenfassen und Reflektieren. Die Rolle des Beratenden ist nicht nur passiv akzeptierend, sondern aktiv das Gespräch anleitend. Es ist nicht lediglich ein Zuhören, sondern ein reflektierendes Zuhören. Es gilt nicht nur, empathisch zu sein, sondern Empathie auszudrücken und als empathisch empfunden zu werden. Dies gelingt unter anderem dadurch, dass dem Klienten immer wieder rückgemeldet wird, dass das Gesagte verstanden wurde. Zu diesem Prinzip gehört auch die Wertschätzung oder Würdigung des Klienten. Dies gilt besonders für absichtslose Klienten, die noch am Anfang des Veränderungsprozesses stehen. Bei Klienten mit geringer Selbstwirksamkeit und Selbstsicherheit braucht es eine positive Verstärkung der auf die Veränderung hin orientierten Anteile des Gesprächs. Auch oder gerade wenn diese nur gering ausgeprägt sind, ist es ein Ziel, diese wachsen zu lassen. Wachstum funktioniert dadurch, dass diese Anteile wahrgenommen, verstärkt und belohnt werden.

## 2.4.2 Förderung der Selbstwirksamkeit

Ein schönes Bild hierzu ist das vom Vater, der seinem Sohn das Fahrradfahren beibringt. Es braucht vielleicht Überredungskunst, um auf dieses unsichere Gefährt zu steigen. Es fühlt sich beim ersten Mal gefährlich an, das Gleichgewicht ist schwierig zu halten. Der Sohn braucht einen guten Grund, warum er sich diesem Lernprozess unterziehen sollte, er braucht ein Ziel vor Augen. Vielleicht will er endlich mit seinen Freunden zusammen durch die Nachbarschaft fahren. Er braucht also Anleitung und die Zuversicht, diese Aufgabe meistern zu können, Anerkennung für erzielte Fortschritte (wo auch immer er startet) und Ermutigung für das Weitermachen. Der Vater kann ihn anfangs vielleicht noch auf dem Fahrrad halten, später muss der Sohn aber selbst in die Pedale treten und dieses wackelige Gefährt steuern. Erst in dem Moment, in dem er die Erfahrung macht, dass er die Technik beherrscht, wird er Freude daran entwickeln und aus eigener Motivation weiterfahren. Aus der positiven Erfahrung erwachsen Selbstsicherheit und Zuversicht. Auch wenn der Sohn einmal stürzt, kann er vieles daraus lernen. Zum Beispiel sollte man nicht zu schnell in die Kurve fahren, wenn es nass auf der Straße ist. Um dies zu verinnerlichen, braucht es Erfahrung, und so kann ein Sturz bei zu schnellem Fahren in einer nassen Kurve ein Erkenntnisgewinn sein.

Die Aufgabe des Beratenden im Beratungsprozess besteht also darin, den Klienten zu eigenen Erfahrungen anzuregen, ihn zu ermutigen und zu begleiten. Die eigenen Ideen und Vorstellungen des Klienten sind hierbei die entscheidenden. Nicht das, was der Beratende für richtig und sinnvoll hält, soll der Klient übernehmen, der Klient selbst muss den Weg finden. Oder um beim Fahrradbeispiel zu bleiben: Irgendwann muss er selbst in die Pedale treten und lenken.

Viele Klienten fragen im Coaching oder in der Therapie nach einem Patentrezept, welches der Beratende aufgrund seiner langjährigen Berufserfahrung vielleicht auch gerne offeriert. Im Sinne eines *gemeinsamen* Suchens nach Antworten oder eines Austauschs im Rahmen eines Brainstormings kann das funktionieren. Zentral ist jedoch, dass der Klient selbst seine Vorstellungen und Lösungsansätze, seine Ideen zur Verwirklichung in seinem Alltag entwickelt. Der Klient hat am ehesten das Potenzial, kreative Lösungen für seine Probleme zu finden. Schnelle Antworten auf die Frage „Was soll ich tun, damit ich es schaffe?" führen in der Regel nicht weiter.

Offene Fragen, die der Beratende an den Klienten stellt, können dagegen nachhaltigere Antworten liefern:

- *„Was sind Ihre Vorstellungen von …"*
- *„Was sind Ihre bisherigen Erfahrungen mit …"*
- *„Was fällt Ihnen dazu ein?"*

## 2.4.3 Verstärkung von Diskrepanzen

Die Motivierende Gesprächsführung geht davon aus, dass Veränderungsprozesse immer durch Ambivalenz gekennzeichnet sind, das bedeutet, dass der Klient zu ein und derselben Sache gegensätzliche Ansichten und Einstellungen hat. Sich widersprechende Ansichten sind verschiedene und zugleich verbindende Teile eines Themas. Ein wesentliches Ziel der Gesprächsführung ist die Entwicklung und Verstärkung solcher Widersprüche und Diskrepanzen. Ein zufriedener Mensch wird keine Notwendigkeit zur Veränderung seines Verhaltens sehen. Wenn mein Verhalten oder meine Einstellung keine Nachteile hat oder keine Probleme verursacht, muss ich auch nichts verändern. Erst durch das Wahrnehmen und Erleben von Nachteilen entwickelt sich die Ambivalenz. Und durch das Bewusstwerden dieser Ambivalenz durch gezielte Verstärkung wird der Prozess der Veränderung angestoßen und vorangetrieben. Widersprüche zwischen dem aktuellen Verhalten und den Einstellungen und Werten im Leben können eine Verhaltensänderung auslösen. Die Arbeit mit Widersprüchlichem, mit den zwei Seiten einer Medaille, die zur Ambivalenz führen, ist ein machtvolles Instrument, um Veränderung zu initiieren und voranzubringen. Deswegen ist eine empathische und ehrliche Rückmeldung zu den „Risiken und Nebenwirkungen" von Verhalten und Einstellungen wichtig. Auch hier sollte ein eher geleitetes Entdecken durch offene Fragen den Klienten zu den Antworten führen. Direktes Rückmelden zum Beispiel von medizinischen Befunden und das Herstellen von einem möglichen Zusammenhang mit dem Risikoverhalten sind aber natürlich von Fall zu Fall auch möglich und angebracht.

Beispielhaft können folgende Fragen im Klienten aufkommen:

- *„Sind meine Freunde es wert, weiter Drogen zu nehmen und die damit verbundenen juristischen Konsequenzen in Kauf zu nehmen?"*
- *„Welche Einstellungen der Freunde treffen sich mit meinen Zielen und Wünschen für mein Leben?"*

Als Beratender gilt es, auf Widersprüche und Diskrepanzen in den Aussagen der Klienten zu achten. Manchmal erfahren wir über die individuellen Werte und Lebensziele etwas an einer ganz anderen Stelle im Gespräch, als wir vermuten würden.

Deswegen ist reflektierendes Zuhören nicht nur für den Moment wichtig, sondern im gesamten Verlauf des Gespräches. Beide Seiten des Ambivalenz auslösenden Umstands sollten dargestellt und dem Klienten gespiegelt werden:

- *„Auf der einen Seite haben Sie Angst, Ihre Freunde zu verlieren ... Gleichzeitig möchten Sie keine Einbrüche mehr begehen ...“*
- *„Auf der einen Seite haben Sie sich vorgenommen ... Gleichzeitig handeln Sie ...“*

Ambivalenz bedeutet nicht zwangsläufig das Vorhandensein von Gegensätzlichem, die unterschiedlichen Ansichten stellen auch Teile eines Ganzen dar. Um dies deutlich zu machen, ist in diesem Zusammenhang entscheidend, wie sich der Beratende ausdrückt. Ein „aber“ oder ein „trotzdem“ betonen das Trennende und regen zum Widerspruch und damit zum Widerstand an. Das verbindende „und“, „gleichzeitig“, „sogleich“ oder „zugleich“ symbolisiert die Gemeinsamkeit beider Seiten und sind in der Sprache des Beratenden vorzuziehen. Für den Klienten wird dadurch die Gleichwertigkeit der zwei Seiten umfassenden Ambivalenz sichtbar.

Es kann ausreichen, Klienten durch das Aufzeigen von Widersprüchen zum Nachdenken anzuregen. Eine Frage, auf die der Klient nicht sofort eine Antwort geben muss, genügt manchmal schon, damit der Selbsterkenntnisprozess voranschreitet. Nach Tagen oder Wochen melden sich die Klienten dann wieder, weil ihnen die Frage nicht mehr aus dem Kopf gehen wollte und sie erkannt haben, dass sie etwas ändern möchten.

Wertende Einschätzungen darüber, wie gut oder schlecht, wie hinderlich oder falsch diese oder jene Einstellung sei, sollten nicht vorgenommen werden. Der Klient soll selbst analysieren und schließlich werten:

- *„Einerseits haben Sie Angst zu ersticken und Sie machen sich Sorgen wegen Ihres Hustens, andererseits rauchen Sie weiter. Auch Ihre Tochter und Ihre Ärzte machen sich Sorgen um Sie.“*
- *„Es ist Ihnen wichtig, Ihren Kindern ein gutes Vorbild zu sein und es anders zu machen als Ihr Vater. Gleichzeitig ist es Ihnen peinlich, dass Sie Ihren Sohn nicht vom Fußballtraining abholen konnten und er allein im Dunkeln und im Regen nach Hause laufen musste, weil Sie betrunken auf der Couch lagen.“*

Der Beratende sollte sich immer bewusst sein, dass die Arbeit mit Diskrepanzen ein sehr machtvolles Instrument zur Veränderung ist, die den Klienten in seiner ganzen Vulnerabilität spiegelt und verletzen kann. Nur eine Bewertung des eigenen Verhaltens, die der Klient selbstständig findet (Selbsterkenntnis), wird er annehmen und zur Veränderung seines Verhaltens nutzen. Eine von außen abgegebene Bewertung der Situation wird er sehr wahrscheinlich zum Selbstschutz mit Dissonanz beantworten und ablehnen.

### 2.4.4 Umgang mit Dissonanz und Reaktanz

Konfrontiert mit Einstellungen oder Äußerungen des Klienten, die klar gegen eine Veränderung gerichtet sind (Sustain Talk siehe Abschnitt 4.4), gilt das Grundprinzip, dass Argumentieren, Konfrontieren und Diskutieren um Richtig oder Falsch das Gespräch von den intrinsischen Motiven des Klienten weglenken können. Diese Gesprächstechniken erweisen sich oft nur als begrenzt hilfreich und können die Beziehung belasten. Der geschmeidige Umgang mit Sustain Talk umfasst eher ein empathisches Reflektieren als ein Konfrontieren. Manche Autoren ziehen beim Thema Umgang mit Sustain Talk eine Parallele zum Aikido-Kampf, in dem die Energie des Gegners umgelenkt und nicht gebrochen wird. Ein anderes und auch zutreffendes Bild ist das des Paartanzes: Die Beziehung beider Partner zueinander ist das komplette Gegenteil dessen, was bei einem Ringkampf oder beim Tauziehen anzutreffen ist. Beim Tanzen braucht es eine gewisse Energie zwischen den beiden Partnern, sonst ist das Gegenüber nicht zu spüren. Trotzdem muss der eine auf die Bewegung des anderen reagieren, geht der eine einen Schritt vor, so muss der andere einen Schritt zurückgehen, geht der eine Partner einen Schnitt zurück, muss der andere ihm folgen. Gehen die Tanzpartner nicht aufeinander ein, entsteht ein Kräftemessen und das harmonische Bild des Tanzpaares zerbricht.

## 2.5 Ziele der Beratung

Die Motivierende Gesprächsführung will den Klienten in seinem individuellen Prozess der Veränderung begleiten. Sie ist, wie bereits ausgeführt, direktiv, weil sie vom jetzigen Zustand weg und hin zu einer Veränderung führt. Sie ist zugleich zieloffen, weil das Ziel der Veränderung und der Weg dorthin durch den Klienten (mit-)bestimmt werden und in einem gemeinsamen Prozess von Klient und Beratendem erarbeitet werden. Das Gespräch mit den Klienten verfolgt grundsätzlich folgende Ziele:

- Stärkung der Änderungszuversicht aufseiten des Klienten,
- Herausarbeiten und Aufrechterhalten der Motivation und
- Aufzeigen bzw. Erarbeiten des Weges zur Veränderung.

Die Motivierende Gesprächsführung basiert auf einem humanistischen und wertschätzenden Menschenbild. Vom Klienten wird angenommen, dass er prinzipiell den Wunsch hegt, sich positiv zu verändern, und diesen auch umsetzen kann. Die Assistenz bei der weiteren Entwicklung und Umsetzung dieses Wunsches ist die Aufgabe des Beratenden. Die Annahme, dass der Wunsch und die Bereitschaft zur Veränderung im Klienten vorhanden sind, prägen die therapeutische Haltung: Auch wenn diese Annahme nicht in jedem Fall zutrifft, beeinflusst sie den Verlauf der Beratung positiv.

In der folgenden Tabelle 2.1 ist dieses Menschenbild der Motivierenden Gesprächsführung zusammengefasst und ergänzt um die Aufgaben / Erwartungen an den Verlauf der Beratung, aus denen sich Aufträge und Aufgaben an den Beratenden ableiten lassen. Gleichzeitig sind diese Aufgaben eine Art Checkliste für den Beratenden, um sein Verhalten und seine Schwerpunkte im Gesprächsverlauf immer wieder überprüfen zu können.

<table>
<tr><th>Annahmen über den Klienten und über den Gesprächsverlauf</th><th>Aufgaben des Beratenden im Gespräch</th></tr>
<tr><td>Jeder Mensch trägt ein Veränderungspotential in sich.</td><td>Glaube an den Klienten und finde sein Potential!</td></tr>
<tr><td colspan="2">Auch der Klient, der ganz am Anfang seines Veränderungsprozesses steht und anscheinend nichts ändern will, kann Gründe für die Veränderung finden. Dieses Potenzial gilt es zu finden und freizusetzen.</td></tr>
<tr><td>Klienten sind nicht unmotiviert, sondern ambivalent.</td><td>Akzeptiere die Ambivalenz!</td></tr>
<tr><td colspan="2">Die Nachteile des aktuellen Verhaltens sind manchmal schwer zu finden, dennoch sind sie da. Der Klient kann auch gute Gründe dafür haben, so zu bleiben, wie er ist. Auch den negativen Seiten sollte man mit Wertschätzung begegnen.</td></tr>
<tr><td>Das Erleben der eigenen Ambivalenz fördert Veränderung.</td><td>Entwickle Diskrepanzen!</td></tr>
<tr><td colspan="2">Ambivalenz ist nichts Nachteiliges, sondern ein Zeichen für den bereits eingetretenen Veränderungsprozess. Nur durch das Erleben der eigenen Ambivalenz kann eine Veränderung initiiert werden. Veränderung braucht Zeit zur Entwicklung.</td></tr>
<tr><td>Intrinsische Motivation schafft nachhaltige Veränderung.</td><td>Fördere selbstmotivierende Sprache!<br>Hilf dem Klienten, seine Motivationsquellen zu finden!</td></tr>
<tr><td colspan="2">Nur die durch den Klienten selbst erarbeiteten und benannten Gründe und Motive für Veränderung sind diejenigen, die ihn auf den Weg zur Veränderung bringen. Die Verantwortung für die Änderung liegt immer beim Klienten, er muss auch die Konsequenzen der Veränderung selbst tragen.</td></tr>
</table>

<table>
<tr><th>Annahmen über den Klienten und über den Gesprächsverlauf</th><th>Aufgaben des Beratenden im Gespräch</th></tr>
<tr><td>Der Klient verfügt über die beste Quelle für Lösungen.</td><td>Stelle offene Fragen, fasse zusammen, was der Klient sagt, höre aktiv zu!</td></tr>
<tr><td colspan="2">Nichts kann in den Klienten hineingezwungen werden, nur das, was in ihm ist, kann wachsen. Nicht der Beratende weiß, was der Klient wollen sollte, nur er selbst kann wissen, was für ihn das Beste ist.</td></tr>
<tr><td>Wertschätzung hilft bei der Veränderung.</td><td>Würdige das Gegenüber!<br>Erkenne ihn und seine Situation an! Verleihe der Empathie Ausdruck!</td></tr>
<tr><td colspan="2">Persönliche Entwicklung ist in einem Umfeld der Wertschätzung möglich, Freiheit braucht Raum zur Entfaltung. Die Art, wie der Klient mit seinem Leben umgeht und seine Probleme bearbeitet (oder auch nicht bearbeitet), verdient Wertschätzung, auch wenn der Beratende diese Lebenseinstellung nicht annehmen will.</td></tr>
<tr><td>Kompetenzzuversicht hilft bei der Veränderung.</td><td>Stärke die Änderungszuversicht!</td></tr>
<tr><td colspan="2">Zuversicht erwächst aus eigenen Erfahrungen, die im Rahmen eines begleiteten Entdeckungs- und Entwicklungsprozesses gesammelt werden können. Die positiven Seiten des Klienten sind eine wichtige Ressource, sie gilt es zu verstärken.</td></tr>
<tr><td>Argumentieren und Konfrontieren erzeugen Dissonanz und behindern Veränderung.</td><td>Gehe nicht gegen, sondern geschmeidig mit der Dissonanz / dem Sustain Talk um!</td></tr>
<tr><td colspan="2">Nicht wer recht hat, ist erfolgreich. Manchmal ist ein Weg verschlungen und führt doch zum Ziel.</td></tr>
</table>

**Tabelle 2.1:** Aufgaben und Erwartungen im Verlauf der Beratung

# 3. Basistechniken

In einer Beratung gilt es, den Standpunkt des Klienten zu verstehen, einen Kontakt zu ihm und seiner Position herzustellen und ihn durch den Veränderungsprozess zu begleiten. Dabei nimmt der Beratende die Position eines Begleiters auf Augenhöhe ein, der dem Klienten durch eine hervorlockende – also evokative – Arbeitsweise hilft, die eigenen Motive und Haltungen zu erkennen. Von besonderer Bedeutung ist hier die eigene therapeutische Haltung, die im vorausgehenden Kapitel (Abschnitt 2.3) ausführlich dargestellt worden ist.

## 3.1 Die Phasen des Beratungsgesprächs

### *3.1.1 Beziehungsaufbau*

Die erste Phase (vgl. auch Abbildung 3.1) des Gespräches zwischen Klient und dem Beratenden ist darauf ausgerichtet, den Kontakt und eine gute Arbeitsbeziehung zum Klienten herzustellen, das heißt, eine Atmosphäre der Akzeptanz und des Verständnisses zu schaffen (Beziehungsaufbau oder *Contacting*). Es gilt, dem Klienten das Gefühl der Anteilnahme an seinen Problemen zu vermitteln und insbesondere in Gesprächssituationen, in denen der Klient Reaktanz zeigt, diesem nicht konfrontativ zu begegnen. In dieser Phase nimmt die inhaltliche Arbeit eine zweitrangige Position hinter der Beziehungsarbeit ein. Gleichsam als Basis der Gesprächsführung zieht sich diese Beziehungsarbeit durch alle weiteren Phasen des Gespräches. Sie bildet das Fundament für die weitere inhaltliche Arbeit mit dem Klienten und muss stetig gepflegt werden.

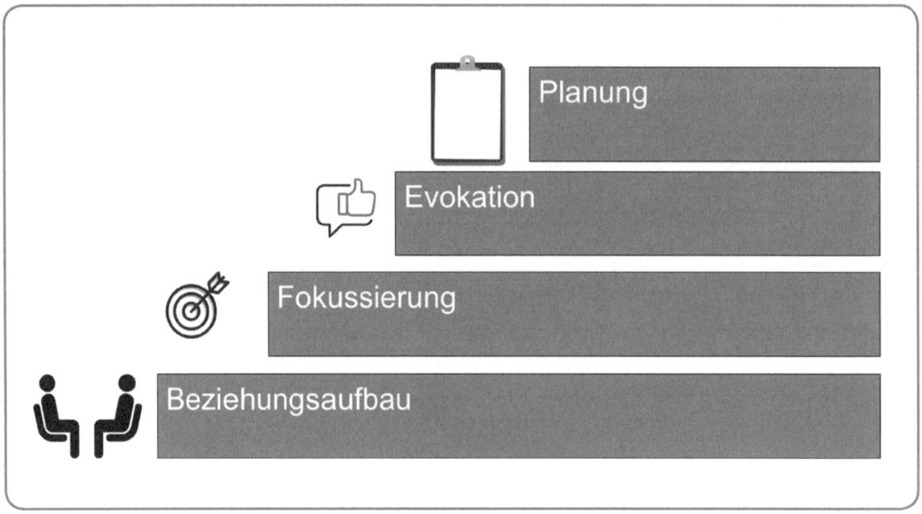


**Abbildung 3.1:** Phasen der Motivierenden Gesprächsführung

### 3.1.2 Fokussierung

Im weiteren Verlauf gilt es, die individuelle Problematik des Klienten herauszuarbeiten, seine Haltung zum Problem zu verstehen und seine intrinsische Motivation und Ambivalenz zur Veränderung zu analysieren. Im Geiste der Motivierenden Gesprächsführung geht dies nur durch geleitete Exploration. Was fremdbestimmt versucht wird, in den Klienten hineinzugeben, wird höchstwahrscheinlich nicht aufgenommen oder erzeugt Reaktanz. Es kann nur gefunden werden, was bereits im Klienten vorhanden ist. Der Beratende nimmt die Position eines Moderators ein, der durch gezieltes Fragen, Zusammenfassen und Bestätigen, Reflektieren und Umformulieren der Aussagen des Klienten Informationen sammelt. Diese scheinbar passive Phase schafft Klarheit über den Grad der Veränderungsbereitschaft, die Selbstwirksamkeit und Reaktanz, über Erwartungen und Werte des Klienten. Es geht darum, dass der Klient die eigene Ambivalenz erkennt, erlebt und eine Analyse der Vor- und Nachteile des aktuellen Verhaltens durchführen kann. Diese Analyse ist dann auch in Bezug auf Erwartungen und Ängste, die mit der Veränderung verbunden sind, wichtig. Schließlich geht es um das Herausarbeiten von Diskrepanzen zwischen aktuellem Verhalten und Zielen und Werten des Klienten. Daher ist dieser Prozess nur scheinbar passiv. Tatsächlich ist das Gegenteil der Fall: Es ist die aktive Arbeit des Beratenden, mit höchster Konzentration und Aufmerksamkeit den Klienten in seinem Erkundungs- und Erkenntnisprozess anzuleiten.

In diesem sogenannten *Agenda Mapping* findet die Priorisierung der Themen, die das Beratungsgespräch umfassen soll, statt. Zunächst werden alle relevanten Aspekte gesammelt und die „Landkarte des Gesprächs" erarbeitet. Am Ende dieser Phase sollte zwischen Klient und dem Beratenden Einigkeit über den Schwerpunkt der Beratung und über das Ziel des Prozesses bestehen (Fokussierung oder *Focusing*). Beide Seiten sollten darin übereinstimmen, was und in welcher Form anders werden soll. Nicht selten prallen an diesem Punkt unterschiedliche Vorstellungen von Klient und Beratendem aufeinander. Zum Beispiel kann der Beratende eine zu radikale Veränderung erwarten, oder der Klient hat unrealistische Vorstellungen. Wenn etwa die Zielvorgabe Abstinenz für den Klienten (noch) kein akzeptables Ziel darstellt, sollte auch der Beratende dies (zunächst) nicht anstreben. Vielleicht wird das in einem der nachfolgenden Beratungsschritte möglich. Der Klient muss sich also erst einmal mit einem für ihn erreichbaren Ziel auseinandersetzen, welches er selbst definiert. Gelingt es nicht, ein gemeinsames Ziel zu bestimmen, kann dies ein Hinweis dafür sein, dass sich der Klient in einem sehr frühen Stadium der Veränderung befindet. Die Reaktanz wird dann als Zeichen der Überforderung und der zu ambitionierten Zielvorstellungen des Beratenden oder des Klienten selbst zu sehen sein. Dem Klienten ist es nicht möglich, die Umsetzung einer Veränderung zu planen, wenn er noch im Stadium der Absichtsbildung ist (vgl. Abschnitt 1.2). Der Beratende muss sich auf die individuelle Position des Klienten einstellen und dem Transtheoretischen Modell entsprechend eine Auseinandersetzung mit der Ambivalenz, die sich gegenüber der konkreten Veränderungsplanung zeigt, vorziehen. Auf diese Weise werden bereits Elemente der nächsten Phase, der Phase des Herausarbeitens und der Verstärkung der Änderungsbereitschaft (Evokation oder *Evoking*), betrachtet.

### 3.1.3 Evokation

Hier werden gezielt Äußerungen der selbstmotivierenden Sprache und der Veränderungszuversicht verstärkt. Dadurch wird an der erlebten Fähigkeit zur Veränderung, der Selbstwirksamkeit, gearbeitet. In dieser Phase des Gespräches und auch in den folgenden geht es um das Vermitteln von Zuversicht und Hoffnung. Die eigene Fähigkeit zur Veränderung soll gezielt erkannt und erlebt werden.

Am Ende der Evokationsphase sollte eine selbstverpflichtende Aussage über die Durchführung der Veränderung evoziert werden. Andernfalls ist der Veränderungsprozess noch nicht bis zum Stadium der Umsetzung fortgeschritten. Respekt und Unsicherheit vor der Veränderung sind erlaubt, tiefgreifende Ambivalenz sollte jedoch überwunden werden, sodass letztendlich die Pro-Argumente für eine Veränderung klar überwiegen. Selbstmotivierende Aussagen und Zuversicht sind ausgeprägter als Reaktanz / Sustain Talks und Zweifel.

### 3.1.4 *Planung*

Ist eine Entscheidung zur Veränderung getroffen und besteht Einigkeit über das gemeinsame Ziel, geht es im Anschluss an die konkrete Umsetzung der Veränderung. Hier beginnt eine neue Phase des Beratungsprozesses, in der neben den klassischen Techniken der Motivierenden Gesprächsführung auch typische Elemente des Coachings, die Vermittlung von Informationen, soziale Unterstützung und das Erarbeiten von Plänen zur Anwendung kommen. In dieser Phase wird ein konkreter Veränderungsplan erarbeitet, der die Umsetzung und Aufrechterhaltung des neuen Verhaltens beinhaltet (Planung oder *Planning* – siehe Kapitel 5 und 6). Trotz des selbstverpflichtenden Charakters der Aussagen von Klienten nach dem Überwinden der Ambivalenz sollte auch in dieser fortgeschrittenen Phase des Beratungsprozesses auf Aussagen von Reaktanz oder Sustain Talk (vgl. Abschnitt 2.4.4 und 4.4) geachtet werden. Sie können wertvolle Hinweise auf rückfallkritische Situationen geben und damit auf noch zu vertiefende Themen. Der Klient befindet sich nach dem Transtheoretischen Modell der Veränderung immer noch in der Phase der Umsetzung (Aktionsphase), der Weg führt ihn entweder zur Aufrechterhaltung des neuen Verhaltens oder zum Rückfall, wobei ein „Zurückfallen" in vorhergehende Stadien selten, aber dennoch auch möglich ist. Nach wie vor sind eine achtsame Begleitung des Prozesses und Wahrnehmung kritischer Situationen notwendig, der Veränderungsplan und die Anwendung der neuen Verhaltensstrategien müssen in der Praxis überprüft werden. Rückfallkritische Situationen und tatsächliche Rückfälle können wertvolle Hinweise auf bisher übersehene Probleme liefern. Auf Unvorhergesehenes muss mit einer Anpassung der Strategie reagiert werden (Rückfallanalyse siehe Kapitel 6). Daher ist eine gezielte Planung der Rückfallprophylaxe während des Prozesses sinnvoll und hilfreich.

#### Beziehung und gemeinsame Ziele sind immer die Basis

Diese einzelnen Gesprächsphasen spiegeln den Prozess der Veränderung wider. Je nach Fortschritt des Klienten im Veränderungsprozess wird der Schwerpunkt des Gespräches ein anderer sein. Für einen sehr ambivalenten Klienten mit geringer Selbstwirksamkeit liegt er auf der Kontakt- und der Fokussierungsphase. Für einen rückfälligen Klienten kann die Planung und Evaluation der Schwerpunkt des Gespräches sein. Trotzdem bilden in jedem Gespräch der Beziehungsaufbau und die Diskussion der gemeinsamen Ziele die Basis. Beratungsabbrüche erfolgen auf beiden Seiten nicht selten, weil diese Punkte zu wenig beachtet wurden und diskordante Zielvorstellungen daraus resultierten. Auch beim Umgang mit Reaktanz und Ambivalenz sollten diese beiden Aspekte den Schwerpunkt des Gespräches bilden.

Im Folgenden stellen wir die einzelnen Techniken vor, die in den genannten Phasen eingesetzt werden können. Zunächst gehen wir auf die Basistechniken OARS (**O**pen Questions, **A**ffirmation, **R**eflection und **S**ummary) ein. In Kapitel 4 stellen wir dann die komplexeren Techniken vor (Change Talk, Sustain Talk und der Umgang mit der Dissonanz).

## 3.2 Offene Fragen *(Open Questions)*

Was regt unser Gegenüber an, von sich und seinen Problemen, Wünschen und Sehnsüchten zu berichten? Insbesondere in Situationen, in denen eine Verhaltensänderung aus Vernunftgründen erforderlich, allerdings für das Gegenüber nicht umsetzbar erscheint?

Gehen wir davon aus, dass immer etwas für und etwas anderes gegen die Veränderung spricht, also eine Ambivalenz vorhanden ist, dann befindet sich der Klient, der etwas verändern soll oder will, in einer emotionalen Zwickmühle. Und damit sind in der Regel bereits die unterschiedlichsten belastenden Affekte verbunden. Kann diese Ambivalenz zugunsten einer positiven Veränderung aufgelöst werden, ist die Zwickmühle beseitigt und die Verhaltensänderung wird wahrscheinlich. Die Veränderung kann erfolgen, wenn der Klient ein selbstgestecktes Ziel erreichen möchte, das Ziel als erreichbar wahrnimmt und schlussendlich auch über die Möglichkeiten für die Umsetzung verfügt. Dadurch kann eine positive Bewertung seines Selbst erfolgen.

Kann diese Ambivalenz jedoch nicht aufgelöst werden, obwohl die angestrebte Verhaltensänderung sinnvoll und gut wäre, wird die emotionale Zwickmühle für den Betroffenen bedrohlich (kognitive Dissonanz). Befindet sich dieser Klient dann zusätzlich in einer einengenden oder gar gefahrvollen Situation, in der er sich laut Experten verändern muss, wird es für ihn nicht einfacher. Diese Situation kann aufgelöst werden, indem ihm diese Ambivalenz bewusst gemacht wird. Er erhält die Möglichkeit, aus seiner Sicht von den beiden Seiten des Problems, von seinen Wünschen und Sehnsüchten zu berichten.

Die Behandelnden neigen dazu, an diesem Punkt in eine „Expertenfalle“ zu tappen. Sie meinen, aufgrund ihres Fachwissens genau beurteilen zu können, welche Veränderung für den Klienten sinnvoll ist. Dabei vernachlässigen sie die Ambivalenz beim Klienten, die (auch) für den Status quo spricht, ignorieren dessen Sicht und definieren die Veränderungsziele an seiner Stelle. Auf diesem Weg wird der Klient nicht folgen wollen, Reaktanz ist vorprogrammiert. Hilfreich wäre, die Gründe zu eruieren, die aus Sicht des Klienten für die Aufrechterhaltung des aktuellen Zustandes sprechen. Und hier kann nur derjenige etwas bewirken, der diese am besten kennt:

der Klient selbst. Es ist Aufgabe der beratenden Person, dem Klienten mittels Fragen zu helfen, sich der zugrundliegenden Ambivalenz bewusst zu werden. Durch die Beschäftigung mit der eigenen Ambivalenz steigt die Veränderungsbereitschaft. Ein vermeintlich ablehnender Klient kann dadurch manchmal überhaupt erst erkennen, dass er den Wunsch nach Veränderung in sich trägt. Der Beratende leitet den Klienten bei der Entdeckung seiner Motive und der Hindernisse für die Veränderung an und fördert das Nachdenken, Reflektieren und Analysieren. Hierbei spielen die sogenannten offenen Fragen – im Gegensatz zu den geschlossenen – eine grundlegende Rolle. Im Alltag werden die beiden Frageformen oft unwillkürlich angewandt, sodass die unterschiedlichen Wirkungen nicht bewusst wahrgenommen werden.

Im Behandlungskontext jedoch sind die unterschiedlichen Fragestellungen sehr bedeutsam: Einerseits wollen Beratende rasch prägnante Detailinformationen erhalten, andererseits aber auch den Klienten und seine Perspektive kennenlernen. Ein Ziel der Beratung ist es, den Reflexionsprozess des Klienten zu fördern, den Gesprächsfluss anzuregen, um daraus Informationen zu bekommen.

## 3.2.1 *Theorie*

### Geschlossene Fragen (GF)

Das sind grundsätzlich Fragen, die mit einer einzelnen Information, einem Wort oder einem Ja / Nein zu beantworten sind. Diese Frageform ist sehr sinnvoll, wenn man als Beratender schnell und gezielt Informationen, also Fakten sammeln will. Etwa während eines anamnestischen Gesprächs oder im Rahmen eines durch den Klienten auszufüllenden Fragebogens ist dies hilfreich.

Durch die Fragestellung ist in diesem Fall nicht beabsichtigt, dass sich der Klient erklärt oder Details ausführt. Dass er es trotzdem oft tut, ist ein weit verbreitetes Phänomen. Dann wird eine geschlossene Frage wie zum Beispiel „Wo sind Sie geboren?“ nicht nur mit dem Geburtsort, sondern mit einer kleinen weiterführenden Geschichte beantwortet. Oft antworten wir Menschen eben nicht im engsten Sinne auf die Fragestellung, sondern variieren unsere Antwort je nachdem, wie wir die Frage verstehen bzw. welche Absicht wir hinter der Frage vermuten.

Dennoch: Geschlossene Fragen laden nicht zur Eröffnung oder Vertiefung der Kommunikation ein. Sie können sogar eher hinderlich sein, wenn es darum geht, Klienten zum Nachdenken und Reflektieren anzuregen.

Beispiele für geschlossene Fragen, die im medizinischen/psychotherapeutischen Kontext oft gestellt werden, sind:

- *„Wie alt sind Sie?“*
- *„Wie groß sind Sie?“*
- *„Haben Sie Schmerzen?“*
- *„Trinken Sie Alkohol?“*

## Offene Fragen (OF)

Sie zielen auf eine ausführliche erklärende oder beschreibende Antwort ab und erlauben es dem Klienten, seine Ansicht zu einem Sachverhalt zu erläutern. Sie animieren ihn dazu, mehr über den Sachverhalt zu erzählen. Stellen Sie eine offene Frage, zeigen Sie dem Klienten, dass Sie Interesse daran haben, mehr von seinen Gedanken, seiner Sicht der Dinge zu erfahren. Sie lernen ihn und seine Welt kennen. Die Informationen können Sie dann nutzen, um mit weiteren offenen Fragen tiefer in einen Sachverhalt einzusteigen und weitere themenspezifische Fragen zu generieren. Dadurch können Sie allmählich ein adäquates Bild vom Klienten aufbauen, aufgrund dessen Sie Behandlungshypothesen bilden.

Umgekehrt muss der Klient viel mehr von sich preisgeben, muss erzählend seine Antworten formulieren. Und genau diesen Prozess des Nachdenkens, des Begründens und der Reflexion wollen wir als Beratende fördern. Pausen im Gesprächsverlauf können anzeigen, wie intensiv dieses Nachdenken stattfindet, und die Antworten auf diese Fragen sind für Beratende und Klienten hilfreich und wertvoll.

Mittels der offenen Fragen wird der positive Beziehungsaufbau zum Klienten unterstützt. Der Klient fühlt sich durch das echte Interesse an ihm und seiner Sichtweise wertgeschätzt. Zudem kann erfahren werden, in welchem Veränderungsstadium sich der Klient befindet und welche Anstrengungen er bisher schon unternommen hat, um der angestrebten Veränderung näher zu kommen. Zu Beginn eines Gespräches sollten themenöffnende Fragen gestellt werden. Dadurch wird der Klient nicht in eine spezielle Richtung gelenkt, sondern kann selbst entscheiden, was für ihn wichtig ist und wovon er zuerst berichten möchte. Werden zu Beginn bereits gebildete Arbeitshypothesen mittels geschlossener Fragen getestet, ist darin oft schon eine lenkende Bewertung für den Klienten hör- und spürbar.

### 3.2.2 Praxisbeispiele

#### Beispiele für themenöffnende (offene) Fragen:

- *„Erzählen Sie mir, wie Sie leben?"*
- *„Was führt Sie zu mir?"*
- *„Wie kann ich Ihnen helfen?"*

#### Beispiele für themenspezifische (offene) Fragen:

- *„Wo und wie spüren Sie Ihre Schmerzen genau?"*
- *„Wie hat sich Ihr Alkoholkonsum in den letzten Monaten verändert?"*
- *„Bitte beschreiben Sie mir doch, wodurch haben Sie diese Veränderung erreicht?"*

Offene und geschlossene Frageformen in ein und demselben Kontext der Verhaltensänderung konsequent angewandt, können unterschiedliche Reaktionen des Klienten hervorrufen und unterschiedliche Wirkungen haben. Die folgenden Beispiele verdeutlichen das:

#### Überwiegend geschlossene Fragen

BERATERIN: *„Rauchen Sie?"* (GF)
KLIENT: *„Nein, so kann man das nicht nennen."*
BERATERIN: *„Wie viel rauchen Sie denn?"* (GF)
KLIENT: *„Na, wenn ich Ärger habe, halt mal eine … und morgens nach dem Aufstehen."*
BERATERIN: *„Sie wissen schon, dass es bei Ihrer Erkrankung nicht gut für Sie ist, auch wenn Sie nur wenig rauchen?"* (GF)
KLIENT: *„Ich sagte doch gerade, ich rauche nicht viel."*
BERATERIN: *„Wissen Sie, gerade als herzkranker Klient ist jede einzelne Zigarette schädlich. Haben Sie schon mal versucht aufzuhören?"* (GF)
KLIENT: *„So einfach ist das nicht. Klar habe ich es schon versucht."*
BERATERIN: *„Sie sind also gescheitert?"* (GF)
KLIENT: *„Ich bin halt nicht stark genug."*

Die lenkenden hypothetischen Fragen in Richtung Rauchstopp sind für den Klienten einengend und bedrohlich. Der Fokus der Fragestellung wird auf die bisherige negative Erfahrung gerichtet und erzeugt beim Klienten Druck. Daher reagiert er mit negativem Affekt. Dies formuliert er in seiner „falschen" Selbstwahrnehmung, dass er einfach zu schwach sei (geringe Selbstwirksamkeit). Diese wurde durch die Fragestellung der Beraterin mit hervorgerufen bzw. verstärkt.

## *Überwiegend offene Fragen*

Beraterin: *„Wir haben gerade über Ihre Herzerkrankung gesprochen. Gibt es Ihrerseits das Anliegen, in bestimmten Bereichen etwas zu ändern, wobei ich Ihnen vielleicht helfen kann?“* (OF)

Klient: *„Na ja, ich denke, das Rauchen ist für mein Herz auch nicht gerade gut.“*

Beraterin: *„Sie haben Angst, sich durch das Rauchen selbst zu schädigen?“* (Zusammenfassung)

Klient: *„Ja schon, ich weiß, ich sollte aufhören.“*

Beraterin: *„Sie würden eigentlich gerne rauchfrei sein.“* (Zusammenfassung)

Klient: *„Ja klar, das wäre toll.“*

Beraterin: *„Was wissen Sie über die unterschiedlichen Möglichkeiten, die helfen können, mit dem Rauchen aufzuhören?“* (OF)

Klient: *„Na ja, in der Vergangenheit habe ich es mal mit 'nem Kaugummi versucht!“*

Beraterin: *„Nikotinkaugummis sind eine Möglichkeit, Entzugssymptome zu mildern. Können Sie mir genauer berichten, wie Sie damals aufgehört haben?“* (OF)

Klient: *„Ich hab halt einen Kaugummi genommen, so fünf Tage lang, aber nach sechs Wochen hab ich dann halt doch wieder geraucht.“*

Beraterin: *„Sie haben es sechs Wochen geschafft, rauchfrei zu sein.“* (Zusammenfassung / Würdigung)

Klient: *„Ja, das ging eigentlich erstaunlich gut, aber dann kam die Krise mit meiner Frau, und da hab ich halt wieder angefangen.“*

In diesem Beispiel wird der Klient langsam und behutsam an das Thema herangeführt. Er kann selbstständig seine Anliegen benennen, diese werden ihm nicht vorgegeben. Die Bedürfnisse des Klienten in Bezug auf das Thema Rauchstopp werden mittels offener Fragen herausgearbeitet und können dann entsprechend berücksichtigt werden. Des Weiteren werden seine eigenen Aussagen zusammengefasst. Dazu wird die Technik des Reflektierens / reflektierenden Zuhörens verwendet. Diese Technik lernen Sie in Abschnitt 3.4 genauer kennen. Sie hilft dem Klienten, sein Thema zu überdenken und zu vertiefen.

„Wenn du eine weise Antwort verlangst, musst du vernünftig fragen.“

(Johann Wolfgang von Goethe)

**Fragen sind der rote Faden in der Beratung und können den Klienten Halt und Bindung vermitteln.**

## 3.2.3 *Übungen*

Lösungsmöglichkeiten zu dieser und allen anderen Übungen finden Sie im Anhang ab Seite 187.

### Theoretische Übungen

Um die Technik der offenen und geschlossenen Fragestellung zu üben, ist es sinnvoll, sich erst einmal mit den theoretischen Unterschieden vertraut zu machen. Dazu soll die folgende Übung dienen. Sind Sie mit den Unterschieden vertraut, ist es hilfreich, diese Technik gezielt und bewusst in Gesprächen einzusetzen.

Kreuzen Sie an: Handelt es sich bei den folgenden Fragen um offene oder geschlossene?

| Fragestellung | Offen | Geschlossen |
|---|---|---|
| Glauben Sie an Gott? | | |
| Wie haben Sie Ihre Kindheit verbracht? | | |
| Wann sind Sie geboren? | | |
| Wie alt waren Ihre Eltern, als Sie geboren worden sind? | | |
| Bitte beschreiben Sie mir Ihren Alkoholkonsum in den letzten Jahren, wie sah dieser aus? | | |
| Haben Sie Schmerzen? | | |
| Was wissen Sie über Diabetes? | | |
| Möchten Sie Ihr Verhalten ändern? | | |

| Fragestellung | Offen | Geschlossen |
|---|---|---|
| Welche Dinge würden Sie in Ihrem Leben gerne verändern? | | |
| Wie soll es für Sie mit dem Zigarettenkonsum weitergehen? | | |
| Ist es Ihnen recht, dass wir darüber sprechen? | | |
| Was wissen Sie über Ihre Krankheit? | | |
| Haben Sie schon daran gedacht, ganz mit dem Alkohol aufzuhören? | | |
| Welche Ziele sind Ihnen in Ihrem Leben wichtig? | | |
| Was hat Sie daran gehindert, sich zu melden? | | |

Formulieren Sie die geschlossenen Fragen aus der Tabelle um in eine offene Frage und eine offene Frage in eine geschlossene, sofern möglich.

## Übungsvorschläge für die Praxis

1. Nehmen Sie sich für Ihr nächstes Gespräch mit einem Klienten vor, ihn hypothesenfrei kennenzulernen. Vielleicht wollen Sie dazu eine Merkhilfe kreieren (etwa eine Notiz auf Ihren Unterlagen oder Ähnliches …). Stellen Sie möglichst viele offene Fragen, um den Kennenlernprozess zu gestalten. Dies geht selbstverständlich auch in jeder anderen Phase des Klientenkontaktes und muss sich nicht explizit auf das Kennenlernen beschränken. Lassen Sie nach dem Klientenkontakt das Gespräch Revue passieren. Und überlegen Sie, was Ihnen schon gelungen ist und wo Sie noch Verbesserungsbedarf sehen.
2. Wenn Sie die Gelegenheit haben, mit einem Kollegen zu trainieren, dann gestalten Sie ein Gespräch über ein privates Thema zunächst nur mit geschlossenen und dann nur mit offenen Fragen. Dies macht den Unterschied der Fragestellung schnell erfahrbar.

3. Haben Sie die Möglichkeit, ein Klientengespräch auf Video aufzunehmen? Das schriftliche Einverständnis des Klienten vorausgesetzt, ist diese Methode immer sehr hilfreich für Ihre MI-Kompetenz. Schauen Sie diese Aufzeichnungen kritisch an. Hilfreich dabei können auch Ratingbögen[4] sein, auf denen Sie oder eine andere Person das aufgezeichnete Gespräch bewerten.

Nutzen Sie Ihre Klientengespräche gezielt, um immer wieder kleine Übungseinheiten durchzuführen. Selbstverständlich können Sie sich und Ihre Umgebung auch in Alltagssituationen beobachten. Wie reagiert Ihre Umgebung auf geschlossene / offene Fragen?

Überprüfen Sie regelmäßig in Ihren Klientengesprächen:

- Erlauben Sie dem Klienten eine hypothesenfreie Themenvorstellung?
- Überwiegt der Anteil an offenen Fragen gegenüber den geschlossenen Fragen? (Das Verhältnis geschlossener zu offenen Fragen sollte etwa 2:1 betragen.)
- Testen Sie im Gespräch bereits von Ihnen vorgefertigte Hypothesen und stellen geschlossene Fragen, oder generieren Sie durch offene Fragen eine klientenrelevante und durch den Klienten hervorgebrachte Hypothese?
- Überprüfen Sie den Redeanteil: Redet der Klient mehr oder weniger als Sie? (Formel: 75 % Redeanteil Klient, 25 % Redeanteil Beratender!)

## 3.3 Würdigung *(Affirmation)*

Wann fühlen sich Klienten in einem Gespräch gewürdigt, wann fühlen sie sich verstanden?

> „Wirklich zuhören können nur ganz wenige Menschen. Und so wie sich Momo aufs Zuhören verstand, war es ganz und gar einmalig. Momo konnte so zuhören, dass dummen Leuten plötzlich sehr gescheite Gedanken kamen. Nicht etwa, weil sie etwas sagte oder fragte, was den anderen auf solche Gedanken brachte, nein, sie saß nur da und hörte einfach zu, mit aller Aufmerksamkeit und aller Anteilnahme. Dabei schaute sie den anderen mit ihren großen, dunklen Augen an, und der Betreffende fühlte, wie in ihm auf einmal Gedanken auftauchten, von denen er nie geahnt hatte, dass sie in ihm steckten."
>
> (Ende 2005, S. 15)

4 Es gibt eine Vielzahl validierter Fragebögen zur Einschätzung der Anwendung der MI-Techniken. An dieser Stelle möchten wir lediglich auf den MITI-d (Motivational Interviewing Treatment Integrity Code; Brueck et al. 2009) auf Deutsch und den MI SCOPE D (Motivational Interviewing Sequential Code for Observing Process Exchanges; Hannöver et al. 2013) verweisen. Dies ist eine selektive Auswahl.

Michael Ende beschreibt in seinem Jugendbuch *Momo* ein sehr intensives Zuhören. Ein Zuhören, welches die gesamte Konzentration von Momo in Anspruch nimmt. Nehmen wir so unseren Klienten als individuellen Menschen wahr, mit all unserer Aufmerksamkeit für seine vielfältigen Anliegen, Ressourcen und seiner individuellen Sozialisation, dann zeigen wir echtes Interesse. Dies trägt zu einer positiven Gesprächsatmosphäre und damit zum Beziehungsaufbau bei, denn die Grundlage eines gelungenen Beziehungsaufbaus ist, den Klienten wertschätzend zu erkennen, wie er ist. Dies ist, bildlich gesprochen, vergleichbar mit dem Lesen eines neuen Buches. Mit jeder Seite, die wir aufmerksam lesen, erfahren wir mehr und verstehen schlussendlich die Geschichte. Auch wenn wir bereits nach wenigen Seiten eigene Ideen darüber entwickeln, wie die Geschichte ausgehen könnte, müssen wir erst das komplette Buch lesen, um die tatsächliche Geschichte dieses speziellen Buches zu erfahren. Lassen wir uns zwischendurch ablenken und ist unsere Aufmerksamkeit Alltagsgedanken gewidmet, erfassen wir sie nicht.

Auch den Klienten lernen wir nur kennen, indem wir seine unterschiedlichen Seiten, seine Gedankengänge, Beweggründe und seine Geschichte aufmerksam wahrnehmen. Dabei ist es verständlicherweise nicht hilfreich, nur halb zuzuhören oder ihn für ein mögliches „Fehlverhalten“ implizit oder explizit zu bewerten. In der Regel erfährt er diese Bewertung im alltäglichen Leben bereits von seiner Umgebung und oft genug auch von sich selbst und bleibt dadurch problemfokussiert. Beratende in ihrem Berufsalltag werten Ideen oder Verhalten des Klienten oftmals viel zu schnell, insbesondere weil sie die – oft negativen – Konsequenzen kennen. Das sind jedoch nicht die Erfahrungen und Ansichten des Klienten, der vor ihnen sitzt. Diese – wenn auch wohlgemeinte Wertung – birgt das Risiko, belehrend zu wirken und somit Reaktanz hervorzurufen.

Bei der konsequenten Wertschätzung, Würdigung und Anerkennung des Klienten, wie er ist, geht es nicht primär darum, ihn für „Erreichtes“ zu loben. Loben an sich ist immer *Bewertung* durch einen anderen. Viel wichtiger ist es, ihn in seinem Dasein mit seinen Themen zu *würdigen*. Damit ist nicht gemeint, dass Sie dem Klienten zustimmen, dass ein eventuell pathologisches Verhalten sinnvoll und gut ist. Diese real vorhandenen Verhaltensweisen gilt es jedoch zu akzeptieren und nicht von oben herab als Experte zu bewerten. Sie sind vorhanden, auch wenn wir sie nicht hilfreich oder förderlich finden. Aus der subjektiven Sicht des Klienten machen auch solche von uns als problematisch bewerteten Dinge Sinn. In der Regel kann der Klient, wenn er selbst verstehen und anerkennen kann, warum er dieses Verhalten zeigt, schlussendlich auch den Wunsch nach Veränderung (wie auch immer diese aussieht) verspüren und benennen. Damit wird die Ambivalenz des Klienten erkundet und für diesen verständlich gemacht. Denn eine Auflösung kann erst erfolgen, wenn die

Seite, die gegen die Veränderung spricht, gesehen, verstanden und ersetzt wurde (vgl. Kapitel 2).

Würdigung ist immer eine individuelle Angelegenheit. Im Beratungskontext sind hier die Fähigkeiten, die Perspektiven zu wechseln und / oder lösungs- und ressourcenorientierte Ansichten zu generieren, hilfreich. Was für den einen eine viel zu kleine unwichtige Veränderung ist, kann für den anderen schon ein mühselig erreichter Riesenschritt sein. Wichtig ist, dies zu erkennen und zu verbalisieren, sodass dem Klienten seine Veränderung bewusst werden kann oder auch die Gründe, die eine Veränderung gerade nicht zulassen. Menschen, die unter einem Veränderungsdruck stehen und die erwünschte Veränderung nicht selbstständig erreichen, können sich selbst Vorwürfe machen oder diese von anderen zu hören bekommen. Wir leben in einer Gesellschaft, in der allzu oft nur die großen Veränderungen, die großen Erfolge gewürdigt werden. Bei wichtigen Wettkämpfen wie der Olympiade zum Beispiel werden in der Regel die ersten drei Gewinner geehrt. Die anderen, die ebenfalls tolle Ziele erreicht haben (z. B. persönliche Bestzeiten), nicht. Doch selbst von den ersten drei Siegern zählt eigentlich nur der Olympiasieger. Ein Klient jedoch fühlt sich nur gesehen, wenn Sie als Experte nicht nur die „Olympiasiege“ suchen, sondern dessen individuelle Situation erkennen bzw. anerkennen, das heißt, wenn Sie genau und individuell sehen, wo der Klient steht oder inwiefern sich dieser im Rahmen seiner Veränderungsmöglichkeiten entwickelt hat – oder auch welche Gründe diese Veränderung derzeit nicht möglich machen. Dabei sollte die kleinste Anstrengung, sich zu verändern, bereits ehrlich, sensibel und ohne Einschränkung gewürdigt werden, sodass diese für den Klienten sicht- und spürbar wird. Oder es werden die Gründe für den Status quo ernst genommen. Diese Würdigung – den Klienten sehen und anerkennen, wie er ist – erweist sich in der Beratung von Menschen immer wieder als „Balsam für die Seele“. Durch dieses Gesehenwerden und auch durch die entsprechenden Rückmeldungen vonseiten des Beratenden wird der Veränderungsdruck, in dem sich der Klient oft befindet, abgemildert.

### 3.3.1 Theorie

Die folgenden Sätze sollen Ihnen mögliche Würdigungsrückmeldungen aufzeigen. Sie sind kontextabhängig gebildet, wobei der Kontext hier nicht detailliert geschildert werden soll. Vielleicht finden Sie zusätzliche Antwortmöglichkeiten oder können Parallelen zu eigenen Klienten herstellen. Immer gilt: Spare nicht mit Anerkennung für den Klienten und / oder *seine* Fortschritte!

Der Klient kommt in die Beratung, seine Situation hat sich bisher nicht verbessert, vereinbarte Punkte wurden nicht umgesetzt.
*„Es muss schwer für Sie gewesen sein, heute hierherzukommen."*
*„Es war gerade ein großer Schritt für Sie, sich das alles anzuschauen."*
*„Ich bewundere Ihre Kraft, sich dem immer wieder auszusetzen."*

### Würdigen Sie die Hintergründe seines Verhaltens:

*„Ich merke, dass Ihnen Ihre Familie sehr wichtig ist."*
*„Es war ein großer Schritt für Sie, sich das alles anzuschauen."*
*„Es war für Sie der einzig mögliche Weg, dies alles auszuhalten."*

### Würdigen Sie den Klienten in seiner Person:

*„Ich merke, wie schwer es Ihnen fällt, darüber zu berichten."*
*„Sie haben sich aufgerafft herzukommen, weil Sie etwas angehen möchten."*
*„Sie brauchen sich nicht zu entschuldigen, dass Sie weinen. Es ist ein großer Vertrauensbeweis, dass Sie jetzt und hier von Ihren Sorgen berichten können."*

Diese Arten der Würdigung können eingeübt werden. Sie haben einen ressourcenorientierten Fokus. Verschieben wir unseren Fokus weg von den Missständen, weg von der wünschenswerten großen Zielerreichung, weg von unserer eigenen Problemfokussierung und hin zu den Feinheiten der jetzigen Ist-Situation des Klienten und nehmen wir neutral die Perspektive des Klienten ein, werden viele Nuancen und Facetten sichtbar. Zur Würdigung können das reflektierende Zuhören oder Reframing eingesetzt werden.

## Würdigung durch reflektierendes Zuhören (RZ)

Beim reflektierenden Zuhören (oder einfach: Reflektieren) wiederholen Sie die Kernaussage, die der Klient, oft kodiert, in mehreren Sätzen nennt. Würdigung bedeutet, dem Patienten vor Augen zu führen, was er bereits leistet bzw. die Ressourcenorientierung stärkt. Dies kann auch durch Hervorhebung bestimmter Gesprächsanteile erfolgen. Damit betonen Sie die Seite der Veränderung, die der Klient selbst anspricht, und geben dieser Raum und Aufmerksamkeit:

Klientin: *„Ich habe es ja schon dreimal versucht, aber irgendwie hat es nie geklappt."*
Berater: *„Sie lassen sich von Ihrem Wunsch … nicht abbringen. Sie haben den Willen, es immer wieder zu versuchen."*
Klientin: *„Na ja, so gesehen, will ich es auf jeden Fall."*

Klientin: *„Ich habe es echt versucht, aber meinem Sohn geht es gerade gar nicht gut … und da hab ich es echt halt wieder nicht durchgehalten."*
Beraterin: *„Momentan konzentrieren Sie sich ganz auf Ihren Sohn und sind für ihn da, um ihm zu helfen."*
Klientin: *„Ja, seine Anliegen gehen gerade vor, da brauch ich gerade alle Kraft."*

## Würdigung durch Reframing

Mit der Technik des Reframings kann zusätzlich eine einseitig negative Sichtweise / Eigenbeurteilung des Klienten aufgelöst werden. Dem Klienten wird eine komplett andere, für ihn neue ressourcenorientierte Sichtweise als Alternative angeboten.

Klient: *„Meine Frau nörgelt immer wieder an mir rum, ich solle weniger trinken."*
Berater: *„Ihre Frau liebt Sie und macht sich große Sorgen um Sie."*
Klient: *„Na ja, vielleicht schon, aber das hilft mir nicht wirklich."*

Klient: *„Meine Tochter in der Pubertät ist unerträglich. Wir streiten nur noch über jede Kleinigkeit, Sie ist nur noch anti eingestellt …"*
Beraterin: *„Sie haben Ihre Tochter zu einer starken unabhängigen Person erzogen, Sie können sicher sein, dass Sie Ihren Weg gehen wird."*
Klient: *„So unabhängig wollte ich Sie auch wieder nicht haben …"*

Achten Sie beim Prozess des Würdigens sehr darauf, dass Sie authentisch bleiben und Ihre eigene Sprache finden. Nur ehrliche, respektvolle und auf Augenhöhe ausgesprochene Würdigungen können von den Klienten als solche angenommen werden. Formulieren Sie lediglich eine für Sie selbst nicht in Betracht kommende Perspektivenmöglichkeit, wird diese auch vom Klienten als solche erkannt und wahrscheinlich nicht ernst genommen. Glaubhaft werden Sie als Beratender erst dann, wenn Sie Ihre eigenen Gedanken und Vorstellungen glaubhaft und stimmig mit dem Klienten teilen. Erst dann wird die Würdigung für den Klienten spürbar und kann sein Selbstwirksamkeitsempfinden fördern. Würdigungen werden übrigens mit der Zeit authentischer, wenn man übt.

Selbst dann jedoch, wenn Sie aufrichtig an die Fähigkeiten des Klienten glauben, werden Ihre Würdigungen nicht automatisch angenommen / gehört. Versichern Sie sich daher ausreichend, dass der Klient Ihre Würdigung hört und diese auch als solche versteht. Nicht immer ist es für Menschen in schwierigen Situationen möglich, solche positiven Rückmeldungen wahr- bzw. anzunehmen. Dann ist es wichtig, den Klienten immer wieder an diese heranzuführen und sie entsprechend seinen Bedürfnissen zu formulieren und zu dosieren.

### 3.3.2 *Praxisbeispiele*

#### Fallbeispiel mit wenig Würdigungen (reflektierendes Zuhören / Problemfokussierung):

Eine Klientin kommt in die Beratung und hat das Wochenziel nicht erreicht.

KLIENTIN: *„Ich wollte eigentlich gar nicht kommen … Ich schäme mich so, nicht einmal auf diese drei Zigaretten konnte ich verzichten …"*
BERATER: *„Sie haben es nicht geschafft, drei Zigaretten weniger zu rauchen."* (RZ)
KLIENTIN: *„Ja, nicht mal das schaffe ich. Wie soll ich es denn erst schaffen, auf alle zu verzichten!?"*
BERATER: *„Es scheint für Sie nicht möglich, das Rauchen langfristig aufzugeben."* (RZ)
KLIENTIN: *„Nein, momentan glaube ich nicht mehr daran, es zu schaffen."*
BERATER: *„Sie haben die Hoffnung verloren?"* (RZ)
KLIENTIN: *„Ja schon. Es ist wie bei den Malen davor … Ich nehme mir was vor und dann merke ich schnell, das geht so nicht … Immer ist es das Gleiche … Ich würde ja schon gerne, aber ich schaffe es einfach nicht …"*
BERATER: *„Das Muster kennen Sie schon aus der Vergangenheit."* (RZ)
KLIENTIN: *„Ja, ist immer das Gleiche!"*
BERATER: *„Das frustriert Sie."* (RZ)
KLIENTIN: *„Ja, klar!"*
BERATER: *„Aus der Erfahrung wissen wir, dass dies normal ist. Es braucht oft viele Anläufe, das Rauchen aufzugeben. Das ist normal. Das schaffen Sie schon!"* (Aufmunterung nicht konform mit Motivierender Gesprächsführung)
KLIENTIN: *„Na, ich weiß nicht."*
BERATER: *„Lassen Sie uns einen neuen Plan für die nächsten Tage aufstellen."* (Aufforderung nicht konform mit Motivierender Gesprächsführung)
KLIENTIN: *„Wenn Sie meinen …"*

#### Fallbeispiel mit Würdigungen (wertschätzendes reflektierendes Zuhören)

Eine Klientin kommt in die Beratung und hat das Wochenziel nicht erreicht.

KLIENTIN: *„Ich wollte eigentlich gar nicht kommen … Ich schäme mich so, nicht einmal auf diese drei Zigaretten konnte ich verzichten …"*
BERATER: *„Zum einen schämen Sie sich, dass Sie nicht weniger geraucht haben, trotzdem sind Sie heute gekommen."* (RZ – Diskrepanz darstellen, würdigen)
KLIENTIN: *„Ja, es ist mir mittlerweile echt peinlich, aber ich will ja aufhören."*
BERATER: *„Es fällt Ihnen schwer und zugleich möchten Sie das Rauchen auf jeden Fall aufgeben."* (RZ – Diskrepanz darstellen, würdigen)

Klientin: „*Ja, das trifft es ziemlich genau.*"

Berater: „*Sind Sie einverstanden, wenn wir gemeinsam schauen, was in der letzten Woche geschehen ist?*" (OF)

Klientin: „*Ja. Das war halt letzte Woche echt blöd. Meine Tochter musste ins Krankenhaus. Ich hab bei der Arbeit einen Anruf von der Schule erhalten, dass die den Krankenwagen holen mussten und dass meine Tochter nun auf dem Weg ins Krankenhaus sei, weil sie umgekippt ist. Und da habe ich gar nicht gemerkt, wie ich auf dem Weg dahin schon drei geraucht hab.*"

Berater: „*Sie hatten große Angst um Ihre Tochter.*" (RZ – würdigen)

Klientin: „*Ja, das war echt ein großer Schreck …*"

Berater: „*Und Sie haben erst danach gemerkt, dass Sie in dieser Situation die Zigaretten geraucht haben.*" (RZ – würdigen)

Klientin: „*Ja, das war irgendwie automatisch …*"

Berater: „*Es war eine Art Rettungsanker in der Situation.*" (RZ – Reframing)

Klientin: „*Ja, irgendwie schon, grad wenn es schwierig wird, hab ich halt immer geraucht …*"

Berater: „*Das heißt, die Zigarette hat Ihnen in dem Moment geholfen, die Ungewissheit darüber, was mit Ihrer Tochter los ist, auszuhalten.*" (RZ – Diskrepanz darstellen, würdigen)

Klientin: „*Ja genau.*"

Berater: „*Darf ich Ihnen kurz erklären, wieso es Ihnen in diesen Situationen nach wie vor als Erstes einfällt zu rauchen?*" (OF – Erlaubnis einholen)

Klientin: „*Das ist erklärbar?*"

In beiden Beispielen ist reflektierendes Zuhören das Handwerkszeug. Es wurde jedoch auf unterschiedliche Gesprächsinhalte fokussiert. Dadurch wird deutlich, was passiert, wenn eine Problemfokussierung oder eine wertschätzende Gesprächsführung und eine Fokussierung auf bisher nicht beachtete Erfolge zugrunde liegt.

Die Klienten kommen oft mit einer problemfokussierten Eigenwahrnehmung, die zumeist mit einer problemfokussierten Fremdwahrnehmung Ihrer Umgebung einhergeht. Wird diese durch die Beratenden weitergeführt, ist eine Lösung unwahrscheinlich. Wird durch den Beratenden jedoch diese Fokussierung aufgebrochen und der Klient schrittweise über eine motivierende Problemanalyse in die Lösungsmöglichkeit geführt, können die Selbstwirksamkeit und die Veränderungsmotivation aktiviert werden. Der Klient erlebt sich allmählich als handlungsfähig, da die internale Zuschreibung der Probleme durch eine Selbsterfahrung aufgebrochen wird, und erkennt damit die Möglichkeit, die Ziele der Veränderung doch noch zu erreichen und damit nicht das problematische Verhalten, sondern die Lösungsmöglichkeit internal zu attribuieren.

„Gegen Angriffe kann man sich wehren, gegen Lob ist man machtlos.“

(Sigmund Freud)

**Wenn Menschen gesehen werden, können sie über sich selbst hinauswachsen.**

## 3.3.3 *Übungen*

### Theoretische Übungen

Finden Sie würdigende Aussagen, die Sie Klienten in folgenden Situationen entgegenbringen können. Suchen und achten Sie auf positive Dinge oder Erfahrungen.

| Situation | Mögliche Würdigung |
|---|---|
| Patient mit Alkoholproblemen kommt zur Beratung; er hatte wieder einen Rückfall. | |
| Klientin steht zum ersten Mal auf und wäscht sich selbst. | |
| Kollege hält eine Präsentation, verhaspelt sich oft, ist hochrot ... | |
| Klientin will in Ruhe gelassen werden. | |
| Klient nimmt Medikamente nicht, da er den Beipackzettel gelesen hat und sich nun wegen Nebenwirkungen Sorgen macht. | |
| Klientin beschwert sich über die lange Wartezeit. | |

| Situation | Mögliche Würdigung |
|---|---|
| Kollegin übernimmt widerwillig und nur nach langer Diskussion eine Schicht. | |
| Klient ist mit dem Therapieplan nicht einverstanden. | |
| Frau beschwert sich über Ihre unordentliche Familie. | |
| Klient beschwert sich über einen Kollegen von Ihnen. | |

## Übungsvorschläge für die Praxis

1. Stellen Sie sich einen Menschen aus Ihrer Umgebung vor, den Sie mögen. Notieren Sie Verhaltensweisen, die Sie an dieser Person schätzen, also würdigen können. Wie viele fallen Ihnen ein? Notieren Sie diese in kurzen klaren Sätzen als Ich-Botschaften.
2. Und nun stellen Sie sich einen Menschen aus Ihrer Umgebung vor, den Sie als schwierig empfinden. Stellen Sie sich auch hier konkret seine Verhaltensweisen vor. Welche Verhaltensweisen können Sie würdigen? Notieren Sie diese ebenfalls in kurzen klaren Sätzen.
3. Bei Ihrem nächsten Klientenkontakt: Kreieren Sie sich eine Merkhilfe (etwa eine Notiz auf Ihren Unterlagen oder ähnliches …). Würdigen Sie den Klienten in Ihrem nächsten Gespräch bereits im Kennenlernprozess gezielt, ohne jedoch zu übertreiben. Überprüfen Sie, wie der Klient sich selbst und seine Lage beurteilt. Würdigen Sie in den Gesprächen immer wieder seine Person und sein Verhalten angemessen und ehrlich.
4. Lassen Sie nach dem Klientenkontakt das Gespräch Revue passieren und überlegen Sie, was Ihnen schon gelungen ist und wo Sie noch Verbesserungsbedarf sehen.

5. Haben Sie die Möglichkeit, ein Klientengespräch auf Video aufzunehmen? Das schriftliche Einverständnis des Klienten vorausgesetzt, ist diese Methode immer sehr hilfreich für Ihre MI-Kompetenz. Schauen Sie diese Aufzeichnungen kritisch an. Hilfreich dabei können auch Ratingbögen[5] sein, auf denen Sie oder eine andere Person das aufgezeichnete Gespräch dann bewerten können / kann.

Überprüfen Sie regelmäßig in Ihren Klientengesprächen:

- Erlauben Sie dem Klienten eine hypothesenfreie Themenvorstellung?
- Trainieren Sie Ihre eigene Lösungsfokussierung: Sobald Sie ein „Problem" erkennen, notieren Sie es sich und erforschen Sie die Hintergründe, sodass Sie dazu die zweite Perspektive kennenlernen. Dies können Sie durch offene Fragen tun oder im Laufe des Gespräches durch den Klienten erfahren.
- Trainieren Sie das Reframing. Hier können Sie Hypothesen aus dem Kennenlernprozess generieren oder auch aus Ihrem Expertenwissen.
- Beobachten Sie sich selbst. Würdigen Sie Ihre Klienten immer wieder und ausreichend genug? Im zweiten Schritt, achten Sie dann auf die Frequenz. Ist diese für den Klienten angemessen?
- Insbesondere wenn die Klienten emotional werden, ist es wichtig, im Kontakt behutsam vorzugehen und diesen Emotionen den Raum zu geben, den sie brauchen. Hier ist es zentral, dass Sie dem Klienten die Sicherheit geben, dass das Wahrnehmen und Durchleben der Emotionen ein wichtiger Schritt in Richtung Veränderung darstellt. Hier sollte Ihre Wertschätzung entsprechend angepasst sein: Bestärken Sie den Klienten, führen Sie ihn in und durch das emotionale Erleben und geben Sie diesem gezielt Raum und Zeit.

## 3.4 Reflektierendes Zuhören *(Reflection)*

Wie können Sie den Klienten in einem Gespräch unterstützen, mehr von sich und seinem Anliegen zu erzählen? Wie können Sie ihn darin unterstützen, dass er seine Situation überdenkt und ihm wichtige Prozesse bewusst werden?

Als Beratender ist es immer wichtig, dass Sie das Gespräch leiten. Alle Klientengespräche finden in einem vorgegebenen Setting statt, was auch Ihnen einen Rahmen gibt. Sie als Experte können diesen Rahmen nutzen, um alle relevanten Informa-

---

5 Es gibt eine Vielzahl validierter Fragebögen zur Einschätzung der Anwendung der MI-Techniken. An dieser Stelle möchten wir lediglich auf den MITI-d (Motivational Interviewing Treatment Integrity Code; Brueck et al. 2009) auf Deutsch und den MI SCOPE D (Motivational Interviewing Sequential Code for Observing Process Exchanges; Hannöver et al. 2013) verweisen. Dies ist eine selektive Auswahl.

tionen einzuholen. Sie entscheiden, ob Sie den Klienten weiter in ein Thema führen und auch die zugrunde liegenden Emotionen einbeziehen oder ob Sie eine reine „Informationssammlung" durchführen. Hierbei sind offene Fragen sehr hilfreich. Das Reflektieren bzw. reflektierende Zuhören (RZ) ergänzt in der Gesprächsführung die offenen Fragen. Diese Technik geht in ihrem Ursprung auf das Aktive Zuhören nach Rogers zurück. Manche Autoren verwenden auch in der Motivierenden Gesprächsführung diesen Begriff, um das Handelnde, das Aktive des Beratenden beim Zuhören zu verdeutlichen. Da reflektierendes Zuhören unserer Ansicht nach präziser die Aufgabe in der Interaktion mit dem Klienten beschreibt, verwenden wir durchgängig diesen Terminus.

Die unterschiedlichen Tools, die im Folgenden erklärt werden, führen den Klienten entsprechend tiefer in ein Thema und in die zugrunde liegenden Emotionen hinein oder stellen auch nur eine Fortführung der Erzählungen des Klienten dar. Die Verwendung dieser Techniken innerhalb der Motivierenden Gesprächsführung erfolgt jedoch immer bewusst direktiv, folgt also dem Prinzip der Evokation der Veränderung. Daher ist die Fragestellung immer zielgerichtet, um Veränderung anzuleiten: Der Klient soll das Gesagte vor dem Hintergrund einer beabsichtigten Verhaltensänderung überdenken.

Wenn Sie den Klienten durch reflektierendes Zuhören ermutigen, mehr von sich zu erzählen, tiefer in das Thema einzusteigen, wiederholen Sie das Gesagte bzw. fassen die Essenz dessen möglichst prägnant zusammen. Sie reflektieren ausschließlich das vom Klienten Ausgesprochene bzw. das von Ihnen Verstandene. Dadurch leiten Sie das Gespräch und geben dem Klienten den Raum, den er benötigt, um seine Sichtweise mitzuteilen und zu überdenken. Dies ist die Grundlage für einen gelungenen Beziehungsaufbau und drückt Wertschätzung aus („Meine Worte sind es wert, wiederholt zu werden."). Das reflektierende Zuhören ist ein machtvolles Instrument zur Beziehungsgestaltung. Und gleichzeitig kann der Beratende durch Betonung bestimmter Aspekte des Gesagten (und Nichtbeachten anderer) die Richtung des Gespräches beeinflussen. Auf eine wunderbar elegante Weise entstehen hier Anleitung und Direktivität in der Motivierenden Gesprächsführung. Es werden keine neuen Inhalte in das Gespräch hineingegeben, nur mit den Themen und Worten des Klienten wird gearbeitet (personzentriert). Der Beratende hilft dem Klienten, das Gesagte beispielsweise in Bezug auf seine Wertvorstellungen einzuordnen.

### 3.4.1 Theorie

Beim reflektierenden Zuhören leitet der Beratende den Prozess der Selbsterkenntnis im Gespräch an. Hierzu sollte das Gesagte des Klienten die ungeteilte Aufmerksamkeit des Beratenden erfahren. Er sollte hierbei nicht nur die verbalen, sondern auch die nonverbalen Aspekte registrieren.

In Bezug auf die nonverbalen Aspekte sind unter anderem die Paralinguistik (z. B.: Lautstärke, Betonungen), die Körpersprache (z. B. Mimik, Gestik) und die Lokalisation (z. B. Distanz) wichtig. Lacht der Klient, obwohl er gerade etwas Trauriges erzählt hat? Reagiert er auf eine Fragestellung von Ihnen, indem er ein Stück abrückt und die Arme verschränkt? Dies alles ist hilfreich, zu registrieren und in der Beratung mit zu berücksichtigen. Es gibt Hinweise darauf, welches Thema des Gespräches den Klienten gerade berührt oder wo Klient und Beratender unterschiedliche Vorstellungen haben.

Bei den verbalen Aspekten des Gesprächs ist unter anderem die Theorie nach Schulz von Thun (1981) und den vier Seiten einer Botschaft hilfreich (vgl. Abbildung 3.2). Aussagen können auf den unterschiedlichen Ebenen Gehör finden. Sie stellen immer eine Kodierung dar und bieten einen gewissen Interpretationsspielraum. Der Sender der Botschaft kann auf einer bestimmten Ebene senden und der Empfänger auf einer bestimmten Ebene empfangen. Missverständnisse oder Diskrepanzen entstehen, wenn die Botschaften durch Sender und Empfänger unterschiedlich kodiert bzw. dekodiert werden (vgl. Tabelle 3.1). Schulz von Thun unterscheidet zwischen

- der **Sachebene**, auf der nur reine Informationen über den Gegenstand des Gesprächs ausgetauscht werden,
- der **Selbstoffenbarungsebene**, auf der Botschaften über Ansichten und Befinden der Gesprächsteilnehmer vermittelt werden,
- der **Appellebene**, die eine Handlungsaufforderung enthalten kann, und
- der **Beziehungsebene**, die das Verhältnis der Gesprächsteilnehmer untereinander thematisiert.

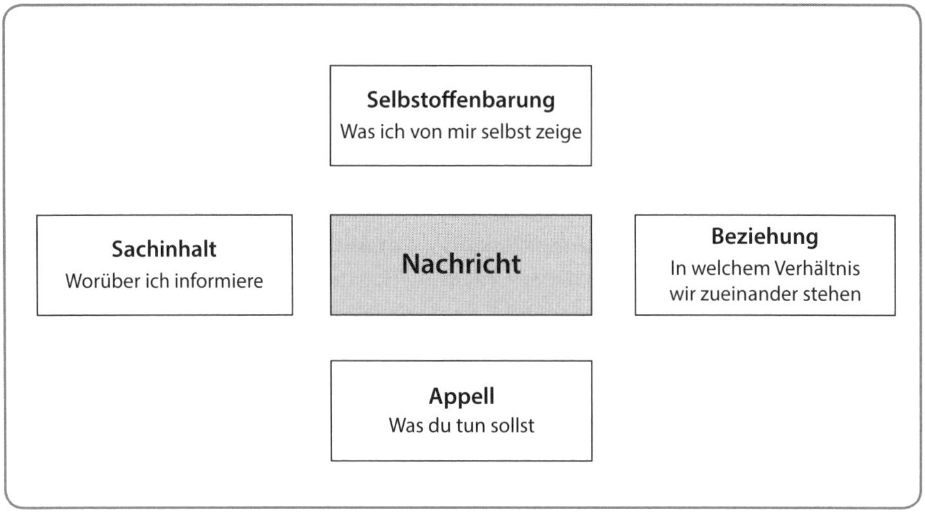


**Abbildung 3.2:** Modell der Kommunikation nach Schulz von Thun (1981)

Wenn wir kommunizieren, spielen diese unterschiedlichen Ebenen bewusst oder unbewusst immer eine Rolle. Wollen wir zum Beispiel unseren Partner dazu bewegen, uns einen Gefallen zu tun, dann nutzen wir oft die Beziehungsebene und / oder die Selbstoffenbarungsebene, indem wir ihm schmeicheln und dies mit einer Bitte verbinden: „Du … Schatz … Du kannst das ja viel besser als ich. Bei dir geht das viel schneller, könntest du mir zuliebe nicht …"

Ebenso reagieren einige Menschen schneller als andere auf der Appellebene. Wenn sie zum Beispiel hören: „In diesem Raum ist aber schlechte Luft!", öffnen sie das Fenster. So nutzen wir also die Ebenen beim Sprechen ebenso wie bei der Interpretation von Gehörtem.

| | Sachinhalt | Selbst-offenbarung | Beziehung | Appell |
|---|---|---|---|---|
| **Sender** | Sachliche Mitteilung | Selbstdarstellung / Selbstenthüllung | Beziehungs-definition | Handlungs-aufforderung |
| | Grüne Ampel | „Ich bin mal wieder aufmerksamer!" | „Du kannst einfach nicht Auto fahren!" | „Fahr endlich los!" |
| **Dekodierung** | | | | |
| **Empfänger** | Sachliche Botschaft | Botschaft über Sender | Botschaft über Beziehung | Botschaft über Handlung |
| | Grüne Ampel | „Er denkt mal wieder, er könne es besser." | „Er hält mich für unfähig." | „Er will selber fahren." |

**Tabelle 3.1:** Tabelle mit Kodierungsmöglichkeiten der Botschaftsebene nach Schulz von Thun (1981)

Legen wir dieses Modell dem reflektierenden Zuhören zugrunde, besteht das Ziel darin, die Kernaussage des Klienten zu identifizieren und zu fokussieren. Dabei wird analysiert, auf welcher Ebene der Klient seine Botschaft sendet. Viele unbewusste oder emotional belastende Anliegen werden nicht eindeutig auf der Sachebene formuliert. Je nach Klient werden die Botschaften unterschiedlich kodiert. Diese Kodierung gilt es, zu erforschen und für den Klienten offenzulegen und dadurch sichtbar zu machen. Dies fördert seine Selbsterfahrung.

Beim reflektierenden Zuhören fließen auch indirekt Informationen mit ein, die der Beratende im (aktuellen) Klientengespräch (oder in vorausgegangenen) bereits gesammelt hat. Dies bedeutet, dass in der Reflexion des Gesagten sowohl die bisher aufgebaute Beziehungserfahrung als auch die gesammelten Informationen eine Rolle spielen. Haben wir den Klienten als humorvoll erlebt, können Reflexionen durchaus auch humorvoll sein. Kennen wir den Klienten bereits etwas näher, können wir besser einschätzen, welche Reflexionsart er annehmen kann und welche nicht. Zu Beginn sollten die Reflexionen eher vorsichtig oder untertrieben sein, kennen wir ihn besser, können wir diese Dosierung genauer steuern.

Grundsätzlich sendet sowohl der Beratende als auch der Klient kognitive wie emotionale Botschaften. Beim Klienten sollten wir somit die Verhaltens- und Erlebenselemente erforschen und spiegeln, um ihm zur Selbsterkenntnis zu verhelfen und seine Selbstwirksamkeit zu erhöhen. Dazu muss sich auch der Beratende über seine eigenen beteiligten Kognitionen und Emotionen im Klaren sein. Nur dann ist das Reflektieren der unterschiedlichen Ebenen präzise und erfolgreich.

Beim reflektierenden Zuhören können unterschiedliche Ziele verfolgt werden:

- **Erzählfluss erhalten.** Zunächst kann das reflektierende Zuhören genutzt werden, um ein Gespräch im Fluss zu halten. Hier bestätigt der Beratende durch einzelne zustimmende Worte (O. k., hm, aha …) oder entsprechende Gesten den Klienten in seiner Erzählung. Eine weitere Möglichkeit, den Erzählfluss in Gang zu halten, ist, das Gesagte in den gleichen Worten zu wiederholen, also das Rephrasieren. Der Erzählende erfährt dadurch eine Aufmerksamkeitsbestätigung und wird weiter zur Selbstexploration angeregt.
- **Themenfokus setzen.** Des Weiteren kann das Gesagte in ähnlichen Worten, dem Sinn entsprechend, wiederholt, also paraphrasiert werden. Dies regt zur weiteren tieferen Exploration eines bestimmten Themas an. Der Fokus wird dabei auf eine einzelne Aussage / ein einzelnes Thema gelegt und diese/-s wird genauer betrachtet. Zum einen können Sie so tiefer in ein Thema einsteigen, zum anderen können Sie auch den Fokus verschieben, indem Sie eine „Arbeitshypothese" zur Kernaussage anbieten. Dadurch erweitern Sie den inhaltlichen Kontext. Ausgehend von der verbalen und nonverbalen Kommunikation und Ihrer Beziehung zu dem Klienten beleuchten Sie das Gesagte von einer anderen, lösungsorientierten Perspektive. Diese Perspektive war dem Klienten bisher nicht zugänglich.
- **Gefühle spiegeln.** Eine weitere Art des reflektierenden Zuhörens ist, auf die zugrunde liegende bewusste oder unbewusste Tonalität des Gesagten und Gefühlslage des Klienten einzugehen und diese zu spiegeln. Dieses „Aus-dem-Herzen-Sprechen" ermöglicht große Nähe zum Klienten und kann dabei schnell zu durchaus schmerzhaften Einsichten führen. Hier sollte der Beratende den Klienten gut kennen beziehungsweise diese Anleitung vorsichtig dosieren.

## Erzählfluss erhalten

KLIENT: *„Das hat schon vor langer Zeit begonnen … Am Anfang waren es halt immer die Partys und dazu der Joint … Dabei ist es dann halt nicht geblieben … Die Clique hat so viel probiert und da hab ich halt auch mitgemacht …"* (Pause)

Beraterin nickt zustimmend.

KLIENT: *„Ja, das war halt so die Zeit, Studium, immer wieder Partys … Und bei uns in der WG war es ganz normal … Es wurde dann halt immer mehr … Nicht nur Joints, auch mal Pilze und so …"* (Pause)

Beraterin äußert ein zustimmendes „*Hmm*".

KLIENT: „*Ja und irgendwie war es dann halt plötzlich ohne das Zeug komisch ... Die Partys zu langweilig und die Uni auch nicht mehr so toll ...*"

## Fokus setzen

KLIENT: „*Das hat schon vor langer Zeit begonnen ... Am Anfang waren es halt immer die Partys und dazu der Joint ... Dabei ist es dann halt nicht geblieben ... Die Clique hat so viel probiert und da hab ich halt auch mitgemacht ...*" (Pause)

BERATERIN: „*Sie haben auch Verschiedenes ausprobiert ...*"

KLIENT: „*Ja, zuerst ja nur die Joints, dann hat einer mal die Pilze mitgebracht und das war dann eine ganz neue Erfahrung ... und das fanden alle gut, also haben wir das dann auch öfter genommen, nur dabei ist es dann halt auch nicht geblieben.*"

BERATERIN: „*Nach den Pilzen sind weitere Substanzen gekommen.*"

KLIENT: „*Ja, dann ging es irgendwie erst richtig los.*"

## Fokus verschieben

KLIENT: „*Das hat schon vor langer Zeit begonnen ... Am Anfang waren es halt immer die Partys und dazu der Joint ... Dabei ist es dann halt nicht geblieben ... Die Clique hat so viel probiert und da hab ich halt auch mitgemacht ...*" (Pause)

BERATERIN: „*Ihre Clique war Ihnen damals sehr wichtig.*"

KLIENT: „*Ja, das war schon ne' tolle Zeit mit denen. Wir haben viel gearbeitet, aber auch viel gefeiert, das war schon richtig cool.*"

BERATERIN: „*Sie haben damals viel geleistet und eine intensive Zeit erlebt.*"

## Gefühle spiegeln

KLIENT: „*Das hat schon vor langer Zeit begonnen ... Am Anfang waren es halt immer die Partys und dazu der Joint ... Dabei ist es dann halt nicht geblieben ... Die Clique hat so viel probiert und da hab ich halt auch mitgemacht ...*" (Pause)

BERATERIN: „*Heute bedauern Sie, dass Sie damals mitgemacht haben ...*"

KLIENT: „*Ja klar, das war so schleichend, immer ein bisschen mehr, immer mal was Neues. Da war man halt cool. Heute weiß ich, dass das nicht cool, sondern bescheuert war.*"

BERATERIN: „*Sie machen sich Vorwürfe, die Gefahr nicht rechtzeitig erkannt zu haben.*"

KLIENT: „*Ja, schon irgendwie, aber damals hab ich das irgendwie ganz anders gesehen.*"

In diesen kurzen Gesprächssequenzen wird deutlich, wie unterschiedlich die Richtungen sind, in die ein Gespräch führen kann, je nachdem, worauf der Beratende den Fokus legt. Er kann das Gespräch gezielt in eine erwünschte Richtung lenken, nur durch die Reflexion des Gespräches. In jedem einzelnen Beispiel wird ausschließlich mit dem Gesagten des Klienten gearbeitet. Die Kunst beim reflektierenden Zuhören besteht darin, die Kernaussagen aktiv zu filtern und herauszufinden, welchen Anteil sie für die weitere Arbeit im Veränderungsprozess benötigen bzw. wie diese dem Klienten in der Selbsterfahrung weiterhelfen. Es ist Ihre Entscheidung, welchen Prozess Sie in der Beratung in Gang setzen wollen und somit welche Richtung Sie gemeinsam mit dem Klienten einschlagen möchten, damit der Selbsterfahrungsprozess beim Klienten weiter gedeihen kann.

### 3.4.2 *Praxisbeispiele*

#### Beispiel mit ungeeignetem Fokus beim reflektierenden Zuhören

KLIENTIN: „*Jetzt kommt noch so jemand, der mir vorschreiben will, was ich zu tun und zu lassen habe.*“

BERATER: „*Sie haben schon viele Vorschriften hier bekommen.*“

KLIENTIN: „*Ja sicher, das fängt beim Frühstück an, und nicht mal in der Nacht kommt man hier zur Ruhe. Und jetzt auch noch Sie.*“

BERATER: „*Eigentlich ist Ihnen das jetzt gerade zu viel.*“

KLIENTIN: „*Ja, das haben Sie jetzt schön erkannt.*“

BERATER: „*Darf ich Ihnen kurz erklären, weswegen ich hier bin, und dann können Sie gerne entscheiden, ob es gerade für Sie passt oder nicht?*“

KLIENTIN: „*Wenn es sein muss.*“

#### Beispiele mit gutem Fokus beim reflektierenden Zuhören

KLIENTIN: „*Jetzt kommt noch so jemand, der mir vorschreiben will, was ich zu tun und zu lassen habe.*“

BERATER: „*Sie möchten selber entscheiden, was Sie wann tun.*“

KLIENTIN: „*Na klar, möchten Sie das nicht auch?*“

BERATER: „*Ja, das ist ein sehr verständlicher Wunsch. Darf ich Ihnen kurz erklären, welches Angebot wir für Sie haben.*“

KLIENTIN: „*Ein Angebot?*“

BERATER: „*Ja, wir bieten rauchenden Klienten ein unverbindliches Beratungsgespräch zum Thema Rauchen an. Wir informieren über mögliche Wege, das Rauchen aufzugeben. Gegebenenfalls können wir Sie dann dabei auch unterstützen.*“

KLIENTIN: *„Na, das muss ja von mir kommen, ich hab's ja auch schon mal versucht. Aber da war ich noch nicht so weit, ich wollt halt nicht wirklich …"*
BERATER: *„Sie haben sich schon mit dem Rauchen auseinandergesetzt und haben schon einen Rauchstoppversuch unternommen?"*
KLIENTIN: *„Ja, dass es nicht gesund ist, weiß ich ja selber."*
BERATER: *„Sie machen sich Sorgen, dass das Rauchen für Ihre Gesundheit schädlich ist."*
KLIENTIN: *„Na ja, in den letzten Jahren hab ich halt schon gemerkt, dass ich mehr huste und nicht mehr so fit bin beim Sport …"*

In beiden Fällen wird reflektierendes Zuhören angewendet, aber mit unterschiedlicher Fokussierung auf mögliche Kernaussagen. Wird der Fokus auf die zugrunde liegende Ressource der Kernaussage gelenkt, nimmt das Gespräch immer wieder einen positiven Verlauf. Die Stärke der Klientin wird anerkannt, und durch dieses Gesehenwerden wird die Selbstwirksamkeit der Klientin unterstützt. Dadurch kann das „unliebsame" Veränderungsthema dann auch betrachtet werden.

„Es hört doch jeder nur, was er versteht."
(– Johann Wolfgang von Goethe)

**Der Klient kann sich erfahren und begreifen, wenn er sich neu entdecken kann.**

## 3.4.3 Übungen

### Theoretische Übungen

Finden Sie mögliche Entgegnungen auf die folgenden Aussagen von Klienten. Nutzen Sie die vier Ebenen der Botschaft und versuchen Sie Themenfokus, Gefühle und Erzählfluss zu beachten.

| Aussage | Mögliches reflektierendes Zuhören |
|---|---|
| *„Normalerweise passiert mir das nicht.“* | |
| *„Ich schaffe immer alles, was ich mir vornehme.“* | |
| *„Die Ärztin stellt sich das so einfach vor.“* | |
| *„Das ist doch alles für die Katz, es ist auch so alles schlechter geworden.“* | |
| *„Wäre schon schön, wenn ich das schaffen würde ...“* | |
| *„Diese Diät passt einfach nicht zu mir ...!“* | |
| *„Ich schaffe es nicht alleine, ich brauche Hilfe.“* | |
| *„Ich habe mit Medikamenten schlechte Erfahrungen gemacht.“* | |
| *„Das ist schon mein vierter Versuch.“* | |
| *„Ich habe alles probiert, aber es hat mir nichts geholfen.“* | |

## Übungsvorschläge für die Praxis

1. Kreieren Sie eine Merkhilfe (etwa eine Notiz auf Ihren Unterlagen oder Ähnliches …). Starten Sie mit einer offenen Frage und hören Sie immer wieder aktiv zu, ohne jedoch zu übertreiben. Überprüfen Sie immer wieder, ob die von Ihnen erfasste Kernaussage auch vom Klienten als solche erkannt wird (Zustimmung bzw. Ablehnungsreaktion auf das RZ).
2. Sobald Sie mit der Technik vertraut sind, fangen Sie an, gezielt die unterschiedlichen Formen des RZ zu trainieren.
3. Zur Vereinfachung können Sie sich auch Notizen machen; evtl. zeichnen Sie eine Tabelle auf mit den verschiedenen Ebenen nach Schulz von Thun. Diese können Sie dann gezielt für Notizen nutzen.
4. Lassen Sie nach dem Klientenkontakt das Gespräch Revue passieren. Und überlegen Sie, was Ihnen schon gelungen ist und wo Sie noch Verbesserungsbedarf sehen.
5. Haben Sie die Möglichkeit, ein Klientengespräch auf Video aufzunehmen? Das schriftliche Einverständnis des Klienten vorausgesetzt, ist diese Methode immer sehr hilfreich für Ihre MI-Kompetenz. Schauen Sie diese Aufzeichnungen kritisch an. Hilfreich dabei können auch Ratingbögen[6] sein, auf denen Sie oder eine andere Person das aufgezeichnete Gespräch dann bewerten können / kann.

Überprüfen Sie regelmäßig in Ihren Klientengesprächen:

- Erlauben Sie dem Klienten eine hypothesenfreie Themenvorstellung?
- Trainieren Sie das reflektierende Zuhören und dabei die Erfassung der Kernaussage des Klienten: Was sagt er in der Sache? Was sagt er über sich selbst aus? Welchen Appell spricht er dabei aus? Und welche Beziehungsebene spielt dabei eine Rolle?
- Überprüfen Sie sich selbst: Auf welcher Ebene hören Sie im Alltag in der Regel? Seien Sie sich dessen bewusst, dass dies Ihre empfänglichste Ebene ist.
- Nehmen Sie die Emotionen in der Kernaussage des Klienten bewusst wahr. Dann trauen Sie sich, diese einzuladen. Zeigt ein Klient seine Emotionen, ist dies in der Regel ein Vertrauensbeweis.
- Als grobe Orientierung sollte im Gespräch das Verhältnis zwischen Fragen und Reflexionen 1:2 betragen, das bedeutet, dass auf eine offene Frage, ein- bis zweimal mit einer Reflexion oder reflektierendem Zuhören geantwortet werden sollte. (Dies wird Grundschritt oder auch Takt der Motivierenden Gesprächsführung genannt.)

---

6 Es gibt eine Vielzahl validierter Fragebögen zur Einschätzung der Anwendung der MI-Techniken. An dieser Stelle möchten wir lediglich auf den MITI-d (Motivational Interviewing Treatment Integrity Code; Brueck et al. 2009) auf Deutsch und den MI SCOPE D (Motivational Interviewing Sequential Code for Observing Process Exchanges; Hannöver et al. 2013) verweisen. Dies ist eine selektive Auswahl.

## 3.5 Zusammenfassen (*Summary*)

Wie ist es möglich, den Klienten in ihren Erzählungen Freiraum zu geben und ihnen gleichzeitig zu helfen, sich nicht in unwesentlichen Details zu verlieren, ihnen also immer wieder Orientierung und den Überblick über ihre Themen zu geben?

Die Klienten unterscheiden sich, wie bereits in Abschnitt 2.1 festgestellt, von Natur aus in ihrem Mitteilungsbedürfnis. Unabhängig davon, ob ein Klient Sie über alle verfügbaren Details informiert oder eher sparsam mit Informationen ist, sollte Ihre Gesprächsführung die Beratung anleiten.

Klienten teilen in ihren Erzählungen ihre Gedanken und Ansichten, ihre Standpunkte mit. Allein das Aussprechen dieser Ansichten regt zum weiteren Nachdenken über ein Thema an. In der Kommunikation werden dann – individuell kodiert durch den Klienten – auch unbewusste Anteile / Einstellungen zu diesen Themen sichtbar. Diese sollten dann auch dem Klienten bewusst gemacht werden. Der Selbsterfahrungsprozess des Klienten kann gezielt mitgesteuert werden, indem der Beratende hilft, die Gedankengänge zu strukturieren und auch immer wieder zu überprüfen.

Ist der Klient mit seinen Erzählungen sehr offen und reichhaltig, ist es notwendig, diese Erzählungen auf die wichtigen Aussagen reduziert zu wiederholen. Ist er eher sparsam mit Informationen, ist es wichtig, viel mit offenen Fragen und reflektierendem Zuhören zu arbeiten und dabei auch in regelmäßigen Abständen eine Zusammenfassung anzubieten. Denn der Selbsterfahrungsprozess, den Sie in Ihrer Beratung begleiten möchten, hängt wesentlich von Ihrem Klienten und seinem Verständnis von seinem eigenen Thema ab. Hört der Klient seine eigenen Argumente, Gedankengänge und Ansichten von Ihnen als Beratender präsentiert, regt dies zum Nachdenken, Überprüfen und evtl. zur Selbsterkenntnis an.

### *3.5.1 Theorie*

Das Zusammenfassen stellt im Reflexionsprozess ein weiteres Handwerkszeug dar. Durch das Zusammenfassen des Gesagten helfen Sie dem Klienten dabei,

- die Orientierung innerhalb eines Themas (oder innerhalb mehrerer Themen) zu behalten,
- Anliegen zu strukturieren (wichtige Fakten von weniger wichtigen Details zu trennen),
- Zusammenhänge sichtbar zu machen,
- zu würdigen,

- das Gesagte nochmals überprüfbar zu machen (und damit auch korrigierbar) sowie
- sich selbst zu erkennen (sich unterschiedlicher Details oder Zusammenhänge bewusst zu werden).

Nicht zuletzt dient auch diese Technik dem Beziehungsaufbau. Sind Sie zum Beispiel in der Lage, die komplexe Situation des Klienten, die erwünschte Verhaltensänderung und die zugrunde liegende Ambivalenz zu erfassen, die der Klient in einem kurzen einführenden Bericht kodiert beschreibt? Wenn Sie diese für den Klienten in einer Zusammenfassung als verdichtetes Bild präsentieren, fühlt sich dieser verstanden und gesehen. Es ist eine sehr wertschätzende Form des Umgangs mit dem Klienten, die die Beziehung positiv beeinflusst („Meine Worte sind es wert, wiederholt zu werden"). Gleichzeitig signalisiert das Zusammenfassen ein positives Verständnis für den Klienten aufseiten des Beratenden („Das denkt mein Klient gerade").

Daher können die Zusammenfassungen durch Sie als Beratendem auch kategorisiert werden in

- sammelnde,
- verbindende und
- überleitende Zusammenfassungen.

Bei einer **sammelnden Zusammenfassung** schließen Sie einen Themenkomplex ab, zum Beispiel am Ende Ihres Beratungsgespräches:

*„Wenn ich Sie richtig verstanden habe, dann befinden Sie sich in folgender Situation: Ihr Partner hat Sie und Ihre gemeinsame Tochter verlassen, als diese vier Jahre alt war. Im Grunde hat er sich nie um seine Tochter gekümmert, weder finanziell noch persönlich. Sie sind nun seit drei Jahren getrennt. Er bezahlt den Kindergarten, allerdings keinen Mindestregelsatz. Besuchstermine möchte er haben, allerdings nur flexibel und wie es für ihn günstig ist. Diese Verabredungen sind für Sie nicht planbar, er meldet sich erst einen Tag im Voraus. Für Sie ist diese Situation sowohl finanziell schwierig als auch persönlich, da von seiner Seite aus immer Vorwürfe geäußert werden, dass Sie unkooperativ seien, obwohl er der unverlässliche Part ist. Ist das so richtig?"*

Bei einer **verbindenden Zusammenfassung** können Sie das Gesagte des Klienten reflektieren und z. B mit weiteren Aspekten, die im Laufe des Beratungsgespräches anklangen, verbinden:

*„Wenn ich Sie richtig verstanden habe, dann befinden Sie sich in folgender Situation: Zu Beginn unserer Beratung haben Sie berichtet, dass Ihr Partner Sie und Ihre gemeinsame Tochter verlassen hat, als diese vier Jahre alt war. Er hat sich nie um seine Toch-*

*ter gekümmert, weder finanziell noch persönlich. Mittlerweile sind sie seit drei Jahren getrennt. Aktuell kommt er seinen Verpflichtungen weder finanziell nach, noch ist es möglich, feste Besuchstermine mit ihm zu vereinbaren. Für Sie ist diese Situation sehr schwierig, da zusätzlich von ihm Vorwürfe kommen, Sie seien unkooperativ.*

*Im Verlaufe unserer Beratung haben Sie dann weiter berichtet, dass er bereits in Ihrer Beziehungszeit vor Ihrer Schwangerschaft wenig verlässlich war und bereits da wenig zu Ihrem gemeinsamen Leben beigetragen hat. Er hat seine Pläne und seinen Lebensweg schon damals nicht mit Ihnen abgestimmt, sondern diesen einfach verfolgt und Ihnen die Wahl gelassen: mitgehen oder eben nicht.*

*Als Sie von der Trennung berichtet haben, hatte ich den Eindruck, dass diese eigentlich auch eine Erleichterung für Sie war. Ist das richtig?"*

Bei der letzten Form, der **überleitenden Zusammenfassung**, schließen Sie einen Themenkomplex ab und leiten zu einem neuen Thema / Schritt in der Beratung über. Dadurch ergibt sich die Gelegenheit, ein Gespräch zu lenken, indem ein neues Thema eröffnet wird. Dieses neue Thema schließt sich an das bisherige an, weil zuerst das bisherige wiederholt wird. Gleichzeitig kann es davon weg zu einem neuen Gesprächsfokus führen, den der Klient bisher nicht sah. Dies eröffnet neue Perspektiven, ohne sie dem Klienten aufzuzwingen:

*„In den letzten Stunden haben wir gemeinsam Ihre Situation mit Ihrem Expartner und Ihrer Tochter angeschaut. Dabei haben Sie von Ihrer Zeit vor der Geburt Ihrer Tochter berichtet und auch von den Schwierigkeiten, die vor und nach Ihrer Trennung bestanden.*

*Dabei haben Sie in Ihren Berichten trotz aller Schwierigkeiten, die Ihnen der Vater Ihrer Tochter bereitet, immer auch Verständnis für seine Situation aufgebracht. Dies zeigt mir, dass Ihnen ein respektvoller Umgang miteinander sehr wichtig ist. So verhalten Sie sich ja auch. Wie können Sie die Situation für sich und Ihre Tochter auch mit einem anders denkenden Expartner respektvoll ausrichten?"*

Im Gegensatz zum reflektierenden Zuhören stellt das Zusammenfassen ein Handwerkszeug dar, welches in größeren Abschnitten bzw. nach mehreren Informationen angewandt wird. Hierbei geht es nicht um die thematische Fokussierung auf einen Teilaspekt, sondern um die Erfassung der Themenkomplexität und deren klärender Darstellung auch für den Klienten. Für die Entscheidung, welche Aspekte des Gesagten Sie in Ihre Zusammenfassung miteinfließen lassen, ist folgende Frage hilfreich:

Hilft Ihre Themensammlung dem Klienten, seine Situation erneut kritisch

- zu betrachten,
- zu bewerten und
- weiter zu erkunden?

Ein Beispiel dazu:
Ein Klient bittet Sie um eine Ernährungsberatung, da er einen Diabetes mellitus diagnostiziert bekommen hat. Er ist stark übergewichtig. Nachdem Sie ihn begrüßt, sich vorgestellt und Ihre Aufgabe erklärt haben, bitten Sie ihn, sein übliches Essverhalten kurz zu schildern.

KLIENT: *„Na, ich hab immer vernünftig gegessen. Drei Mahlzeiten am Tag. Und eine davon warm. Aber wissen Sie, bei mir ist das eh ganz klar: Meine Eltern waren auch schon fettleibig, das liegt bei uns in der Familie. Wissen Sie, das ist genetisch bedingt. Bei uns sind alle so wie ich ausgestattet. Ich kenne kein Familienfoto von unserer gesamten Familie, wo wir nicht alle ein bisschen rund sind. Da kann das ja nicht am Essen liegen. Das ist das Schneidergen. Keiner von uns hat gefressen. Wir mögen Essen gern, klar, aber alle machen auch Sport. Ich hab in der Jugend immer Fußball gespielt, aber irgendwann haben meine Gelenke nicht mehr mitgemacht. Im Beruf bin ich ja auch viel auf den Beinen. Ich bin Maler, wissen Sie, und da sind wir ständig auf Achse von einer Baustelle auf die andere. Und mit meiner Frau geh ich auch regelmäßig wandern. Die hat Gott sei Dank andere Gene. Bei ihr ist es eher so, dass sie essen kann, was sie will, und nicht zunimmt. So sind unsere Gene gut gemischt und ich hoffe für unsere Kinder, dass sie in diesem Punkt eher nach ihr kommen. Von mir können sie meinen Humor und meine Gemütlichkeit mitnehmen. Dann wären unsere Kinder ganz gut fürs Leben ausgestattet, finden Sie nicht auch? Haben Sie eigentlich auch Kinder?“*

## Mögliche Zusammenfassungen durch die Beraterin:

1. *„Sie leiden an einer genetisch bedingten Prädisposition zum Übergewicht, das ist in Ihrer Familie bekannt. Sie essen gerne, genießen dies auch im Kreise Ihrer Familie. Für Sie ist Gemütlichkeit ein wichtiges Thema und Sie begegnen vielem mit Humor.“*
2. *„Sie essen also drei Mahlzeiten am Tag, eine davon warm. Sie bewegen sich viel in Ihrem Beruf als Maler, und Sie wandern gerne mit Ihrer Frau.“*
3. *„Vielen Dank. Das waren jetzt viele wichtige Informationen. Ich würde gerne kurz zusammenfassen, was Sie mir über Ihre Essgewohnheiten berichtet haben: Sie essen also drei Mahlzeiten am Tag, eine davon warm. Zusätzlich haben Sie berichtet, dass Sie sich viel in Ihrem Beruf als Maler bewegen und mit Ihrer Frau regelmäßig wandern.“*

Erzählt ein Klient viel mehr, als Ihre eigentliche Fragestellung beabsichtigte, so ist es wichtig, immer wieder zu filtern, welche Informationen für Sie und Ihre Arbeit wichtig sind.

Obige unterschiedliche Zusammenfassungen sollen dies beispielhaft demonstrieren. Alle beziehen sich auf die Informationen des Klienten. In der ersten Variante geben Sie das Erklärungsmodel des Klienten wieder. In der zweiten Variante reduzieren Sie seine Ausführung auf die primär neutralen und wichtigen Fakten zum Thema Essverhalten und Gewicht. In der dritten Variante wird die Reduktion der Fakten von Ihnen als Beratendem erklärt, sodass für den Klienten verständlich werden kann, wieso Sie das Gesagte verdichten.

Selbstverständlich müssen Sie nicht jede Zusammenfassung so einführend für den Klienten erläutern. Prüfen Sie aber immer, ob es notwendig und hilfreich für die Beziehungspflege und für das Verständnis des Klienten ist. Mit dieser Art der Hinführung holen Sie den Klienten besser ab, man könnte sagen, Sie holen sich eine rhetorische Erlaubnis zur Verdichtung auf das Wesentliche.

### 3.5.2 Praxisbeispiele

Berater: „*Erzählen Sie doch bitte, wie Sie es in der letzten Woche geschafft haben, Ihren Plan umzusetzen.*“ (OF)

Klientin: „*Ja, also irgendwie ging das alles echt einfach.*“ (Pause)

Berater: „*Es war einfach für Sie.*“ (RZ)

Klientin: „*Ja, erstaunlicherweise schon. Am Anfang dachte ich ja, das wird ganz schön schwierig, und jetzt freue ich mich echt, dass es so easy ist.*“ (Pause)

Berater: „*Können Sie mir genauer beschreiben, was genau Sie gemacht haben?*“ (OF)

Klientin: „*Ja, also als Erstes habe ich mir eine Liste gemacht mit all den Situationen, in denen ich rauche … und die ist über die Tage ganz schön lang geworden. Es ist ja schon verrückt, bei welchen Gelegenheiten ich nicht nur eine, sondern sogar manchmal drei bis vier durchziehe. Ich würde schon sagen, ich bin nun auf so 60 Situationen gekommen, in denen ich rauche. Das war erst mal ganz schön erschreckend. Aber ich fand es auch echt gut, so ohne Rauchstoppdruck zu rauchen, sondern bewusst rauchen zu dürfen und mich dabei zu beobachten. Und das Beobachten war dann irgendwie einfach. Mir sind dann auch schon echt gute Sachen eingefallen, die ich in der Zukunft anders machen könnte. Das hat mir echt den Druck genommen. Der Arzt sagt ja ständig, sofort aufhören, und da krieg ich dann immer gleich ein schlechtes Gewissen.*“ (Pause)

Berater nickt. (RZ)

KLIENTIN: *„Dass ich jetzt aber rauchen darf und mich dabei beobachten soll, macht es echt einfacher. Mein Mann findet ja, dass das alles Unsinn ist. Der sagt immer: ‚Einfach weg damit, sonst ist dein Wille nicht stark genug'.“* (Pause)

BERATER: *„Ihr Mann denkt, Ihr Wille ist noch zu schwach.“* (RZ)

KLIENTIN: *„Ja, genau. Aber ich will ja wirklich. Und solche Kommentare helfen einem gleich gar nicht, das ist mir jetzt auch klar geworden. Letzte Woche habe ich zum ersten Mal gemerkt, dass ich mir nicht mehr so den Stress mache und dadurch auch nicht mehr dauernd denke ‚Du musst ... Du darfst jetzt nicht mehr'.“* (Pause)

BERATER: *„Sie verbieten sich das nicht mehr.“* (RZ)

KLIENTIN: *„Genau, und dadurch bin ich sogar noch weiter gekommen, als wir besprochen hatten. Ich hatte irgendwie gleich das Gefühl, Mensch, die vier Zigaretten, die ich immer in der Pause rauche, braucht's eigentlich gar nicht. Ich habe es gleich am zweiten Tag geschafft, zuerst eine und dann auch noch ne' zweite wegzulassen. Und seit gestern rauch ich auch in der Pause am Nachmittag nur noch eine. Und da hab ich mich gestern echt gefreut, als ich das so überlegt hab. Mein Mann hat das gar nicht verstanden, warum ich mich jetzt so freu, obwohl, wie er sagt, ja immer noch alles beim Alten ist. Aber ich finde, es hat gut geklappt, und freu mich, dass ich mir da jetzt weniger Stress mache.“*

BERATER: *„Ich bin beeindruckt. Man merkt Ihnen richtig an, dass Sie einen großen Schritt nach vorne gemacht haben und auch richtig stolz darauf sind. Wenn ich Sie richtig verstehe, dann haben Sie das Raucherprotokoll fortlaufend ausgefüllt, und zwar während Sie in Ruhe weitergeraucht haben. Dadurch haben Sie sich selber nicht mehr unter Druck gesetzt. In den Situationen haben Sie dann auch schon angefangen, aktiv nach Alternativen zu suchen und sogar schon erste Änderungen eingeführt. Dadurch rauchen Sie jetzt schon weniger Zigaretten. Das heißt, Sie haben für sich erfahren, dass dies der richtige Weg für Sie ist, und freuen sich sehr darüber.“* (Würdigung und Zusammenfassung)

KLIENTIN: *„Ja, schon. In der Vergangenheit hieß es ja immer, einfach weglassen, das ist reine Kopfsache. Mein Mann, meine Schwester, Bekannte ... Sogar mein Hausarzt hat gesagt, ich soll den ganzen Medikamentenkram sein lassen, wenn der Kopf nicht will, dann hilft eh nix. Und alle, die ich kenne, haben es ja auch so geschafft. Nur bei mir hat es halt nicht geklappt, und dann fühlt man sich schon blöd. Und jetzt merk ich einfach, dass es da doch noch ne' Möglichkeit für mich gibt. Zumindest bisher. Ich bin ja noch nicht bei null, aber irgendwie geht es jetzt schon leichter und ich kann mir jetzt auch eher vorstellen, auf null zu kommen. Ich freu mich einfach, dass ich es jetzt schon geschafft habe, vier wegzulassen. Eigentlich wollte ich bis heute ja nur das Protokoll vorbereiten und die Ablenkungen überlegen. Und das hat mir irgendwie Mut gemacht und ich hatte einfach Lust, gleich schon weiterzumachen. Und das genieß ich halt gerade.“*

Berater: *„Sie haben jetzt eine Möglichkeit für sich gefunden, das Thema Rauchstopp anzugehen, und Sie genießen es zu merken, dass Sie hier tatsächlich was verändern können. Sie merken sogar, dass Sie schon weiter sind, als wir es geplant hatten. Das gibt Ihnen Zuversicht, den Weg weitergehen zu können.“* (Zusammenfassung)

„Das Wesen der Dinge hat die Angewohnheit, sich zu verbergen.“

(Heraklit)

**Zusammenfassen hilft, die Essenz zu entdecken.**

## 3.5.3 *Übungen*

### Theoretische Übungen

Finden Sie mögliche Zusammenfassungen auf die folgenden Aussagen von Klienten. Filtern Sie die Quintessenz aus dem Gesagten heraus. Wichtig dabei ist eine wertneutrale Zusammenfassung, selbst wenn der Klient die eine oder andere Seite überbetont.

| Aussage | Mögliche Zusammenfassung |
|---|---|
| *„Ach, ich schaff es einfach nicht. Wir hatten ja vereinbart, dass ich nur noch fünf rauchen soll. Ich bin aber immer wieder auch mal bei sieben. Nicht mehr bei 20 wie bisher, aber mich frustriert das echt, dass ich das nicht in den Griff bekomme. Das ist echt verhext. Ich schaff es nicht zu verzichten, rauche und gleich danach hab ich wieder das schlechte Gewissen.“* | |

| Aussage | Mögliche Zusammenfassung |
|---|---|
| *„Ich hab echt erkannt, dass der Mann mir nicht guttut. In der letzten Woche war wieder so eine Situation. Ich wollte eigentlich nicht mit ihm auf die Party gehen und dann hat er mich so lange bequatscht, dass wir zu viel zu Hause sind, dass es doch auch für mich gut wäre, dort mal wieder hinzugehen … dass er doch auch für mich dahin geht, es seien ja schließlich meine Freunde … bis ich Ja gesagt hab. Und dort hab ich mich dann so geärgert, er hat mich dort dann komplett ignoriert, sich mit einem Typen die Birne weggedröhnt und ich saß dann eigentlich total müde und groggy auf 'ner Party, zu der ich eigentlich gar nicht wollte."* | |
| *„Klar habe ich die Verantwortung für die Kinder. Irgendwie ist es aber schon so, dass ja auch keiner nach mir schaut. Mein Mann arbeitet und sagt immer: ‚Das ist halt deine Arbeit!' Und die Kinder fragen ja nicht, Mama hast du gerade Zeit für mich, die holen sich das einfach, ganz egal, ob es einem passt oder nicht. Mein Mann hat dann halt seinen Männerabend, seinen Geschäftstermin und was auch immer. Aber wenn ich mal ein bisschen Zeit für mich haben will, kommt immer gleich: ‚Ja, und was ist mit den Kindern?'"* | |

## Übungsvorschläge für die Praxis

1. Fassen Sie die Passagen des Klienten immer wieder zusammen, sodass er, angeleitet durch Ihr Resümee, seine Situation erneut betrachten kann. Überlegen Sie hierbei gezielt, für welche Phase in der Beratung Sie die Zusammenfassung nutzen wollen: um Informationen zu sammeln, diese zu verbinden oder überleitend zusammenzufassen?
2. Lassen Sie nach dem Klientenkontakt das Gespräch Revue passieren. Und überlegen Sie, was Ihnen schon gelungen ist und wo Sie noch Verbesserungsbedarf sehen.

3. Haben Sie die Möglichkeit, ein Klientengespräch auf Video aufzunehmen? Das schriftliche Einverständnis des Klienten vorausgesetzt, ist diese Methode immer sehr hilfreich für Ihre MI-Kompetenz. Schauen Sie diese Aufzeichnungen kritisch an. Hilfreich dabei können auch Ratingbögen[7] sein, auf denen Sie oder eine andere Person das aufgezeichnete Gespräch dann bewerten können / kann.

Überprüfen Sie regelmäßig in Ihren Klientengesprächen:

- Erlauben Sie dem Klienten eine hypothesenfreie Themenvorstellung?
- Trainieren Sie Ihre Zusammenfassungen.
- Beobachten Sie sich selbst. Fassen Sie an den richtigen Stellen zusammen, sodass es den Klienten in seinem Prozess unterstützt?

7 Es gibt eine Vielzahl validierter Fragebögen zur Einschätzung der Anwendung der MI-Techniken. An dieser Stelle möchten wir lediglich auf den MITI-d (Motivational Interviewing Treatment Integrity Code; Brueck et al. 2009) auf Deutsch und den MI SCOPE D (Motivational Interviewing Sequential Code for Observing Process Exchanges; Hannöver et al. 2013) verweisen. Dies ist eine selektive Auswahl.

# 4. Weiterführende Techniken

Was sagt es über einen Klienten aus, wenn dieser einerseits Pro-Veränderung argumentiert und andererseits Zweifel äußert, diese auch tatsächlich umsetzen zu können? Und wie kann der Beratende mit diesem „Dilemma“ im Gesprächsverlauf umgehen?

In Abschnitt 1.2 wurde das Thema Ambivalenz bereits behandelt, und zwar im Kontext des generellen Ablaufs von Veränderungsprozessen. Im strengeren Sinne handelt es sich beim Umgang mit Ambivalenz nicht um eine eigenständige Technik in der Motivierenden Gesprächsführung. Es ist ein zentraler Bestandteil in der Beratung von Klienten und taucht deshalb an verschiedenen Stellen immer wieder auf. Gerade die Motivierende Gesprächsführung mit ihrem evokativen Arbeitsstil ist sehr gut geeignet, um mit diesem Phänomen umzugehen. Daher wollen wir der Ambivalenz in diesem Buch einen eigenen Platz widmen.

## 4.1 Umgang mit Ambivalenz

Ambivalenz ist durch das Nebeneinander und durch die Gleichzeitigkeit von zwei sich widersprechenden Eigenschaften oder Zielen gekennzeichnet. Der Klient kann im Gespräch sowohl das eine wie auch das andere wollen, er kann z. B. Äußerungen zur Alkoholabstinenz wie auch zur Fortsetzung des Konsums tätigen. Dieses Phänomen ist eine typische Eigenschaft von Veränderungsprozessen und insbesondere von Suchterkrankungen. Als Ursache wird zum Beispiel die kognitive Dissonanz (siehe Abschnitt 2.1) diskutiert wie auch die bewusste Wahrnehmung sowohl von Vor- wie auch von Nachteilen des eigenen Verhaltens. Gleichzeitig kann auch eine Änderung des Verhaltens Angst machen, obwohl der Klient von der Sinnhaftigkeit überzeugt ist. Erst im Laufe des Veränderungsprozesses und mit dem Eintreten einer Entscheidung wird diese Ambivalenz überwunden, kann jedoch im weiteren Verlauf immer wieder erneut auftreten. Wie in Abschnitt 1.2 ausgeführt, ist das Auftreten der Ambivalenz bereits der erste Entwicklungsschritt, den der Klient aus dem Stadium der Absichtslosigkeit heraus getan hat. Daher ist Ambivalenz nie ein Zeichen fehlender Motivation. Die Motivierende Gesprächsführung reagiert auf dieses Phänomen als zentralen Bestandteil von Veränderungsprozessen, indem die konkreten Diskrepanzen zwischen Vor- und Nachteilen, zwischen dem Jetzt und der Zukunft, zwischen dem Verhalten und den Zielen des Klienten bewusst gemacht werden (vgl. Abschnitt 5.2).

Aufgabe des Beratenden im Gespräch ist es, diese Ambivalenz gemeinsam mit dem Klienten zu finden und zu verstärken. Dies geschieht durch Anwendung der bereits beschriebenen Basistechniken, indem durch offene Fragen, reflektierendes Zuhören und Zusammenfassung beide Seiten dieser Ambivalenz exploriert werden. Dadurch erfolgt beim Klienten ein aktiver Prozess der Auseinandersetzung mit seinen Motiven und Zielen. Diese Bewusstwerdung der Diskrepanz bringt die Veränderung voran. Zu beachten ist, dass nicht nur der Jetzt-Zustand als ambivalent erlebt wird, es erscheinen nicht nur Vor- und Nachteile des Konsums. Auch der Veränderungsprozess und das Ziel dieses Prozesses werden meist ambivalent gesehen. Und die Auseinandersetzung mit diesem Teil der Ambivalenz ist ein wichtiger und hilfreicher Prozess, um zum Beispiel Hindernisse und Risiken für die Umsetzung der Veränderung im Vorfeld zu identifizieren. Meist nehmen Klienten nur eine Seite der Ambivalenz wahr. Dabei sind beide Seiten wichtig für die Aufrechterhaltung des jetzigen Verhaltens und Hemmnisse beim Erlernen des Neuen.

### 4.1.1 Theorie

Erarbeitet werden die beiden Seiten der Ambivalenz durch das geleitete Entdecken der einzelnen Bestandteile. Der Beratende exploriert durch offene Fragen, reflektierendes Zuhören und Zusammenfassen die einzelnen Punkte. Hilfreich beim Umgang damit ist eine sogenannte Vier-Felder-Tafel, die aus der kognitiven Therapie eingeführt wurde. Dabei werden Vor- und Nachteile des Jetzt-Zustandes aufgelistet und den Vor- und Nachteilen des neuen Verhaltens als Ziel der Veränderung gegenübergestellt (vgl. Abbildung 4.1). Eine besondere Anordnung dieser vier Felder erleichtert die Arbeit und den Erkenntnisprozess: Die Vorteile des jetzigen Zustandes und die Nachteile des neuen Verhaltens stehen untereinander. Ihnen gegenüber stehen die Felder mit den Nachteilen des jetzigen Verhaltens und den Vorteilen des zukünftigen Verhaltens. Dadurch stehen auf einer Seite all jene Punkte, die den Klienten das aktuelle Verhalten fortsetzen lassen, und auf der anderen Seite all jene, die zur Veränderung motivieren. In manchen Fällen wird diese Tafel auch als Motivationswaage bezeichnet, da links und rechts von der Mitte Motive und Hemmnisse aufgelistet sind, die im bildhaften Wortsinn gegeneinander aufgewogen werden.

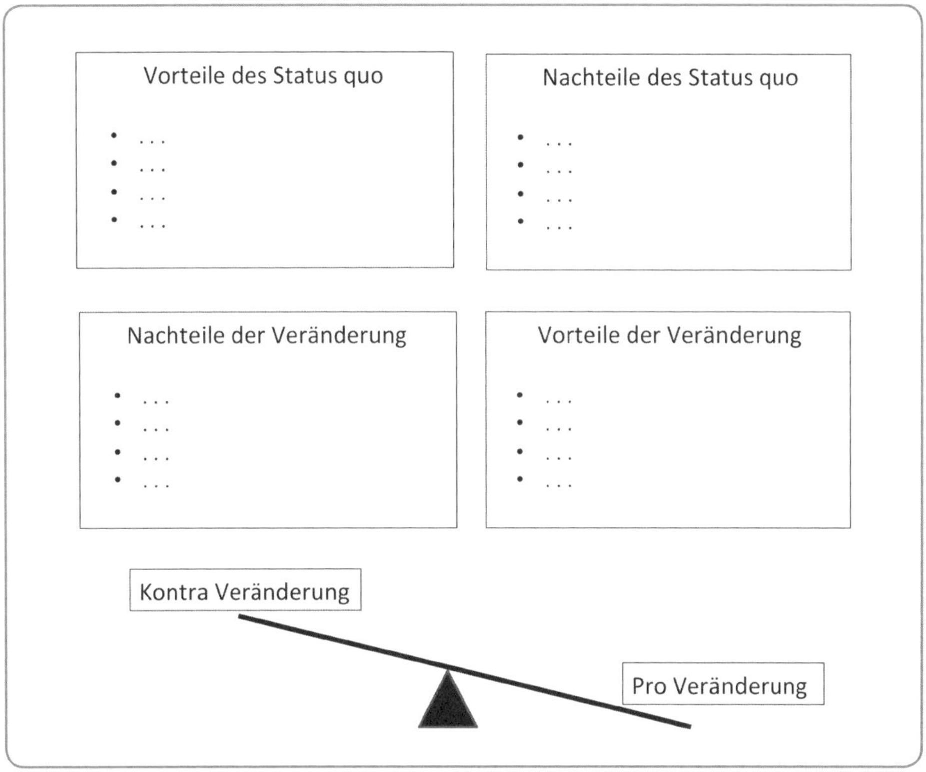


**Abbildung 4.1:** Die Vier-Felder-Tafel oder die Waage der Motivation

Die weitere Arbeit mit dieser Motivationswaage ist mittels verschiedener Techniken möglich. So kann eine Diskussion um Werte und Ziele zwischen den einzelnen Vor- und Nachteilen erfolgen oder auch das Thematisieren potentieller Veränderungen. Wie kann aus einem Nachteil ein Vorteil werden?

Wir wollen noch eine andere Möglichkeit der sehr rationalen und kognitiven Arbeit vorstellen: Jeder der aufgelisteten Eigenschaften wird ein Punktwert zwischen null und zehn zugewiesen, der dem Grad ihrer Wichtigkeit entspricht. Indem alle Punkte auf der linken und auf der rechten Seite der Waage summiert werden, kann der Klient einen Überblick über die gesamte Motivationslage erhalten. Dies ist hilfreich, wenn in einem Feld der Waage nur wenige und auf der anderen Seite viele Punkte stehen. Möglicherweise ist der eine zehn Punkte, die anderen jedoch nur jeweils einen Punkt wert. Überwiegen in der Summe für den Klienten die Vorteile des jetzigen Verhaltens, so ist dies ein Zeichen für noch nicht ausreichende Progression im Veränderungsprozess. Dann ist ein zu rasches Voranschreiten in der Beratung zur Umsetzung der Veränderung nicht angebracht und kann Dissonanz auslösen. Der

Klient kann dann gemeinsam mit dem Beratenden an der Relativierung der Ängste und an der Zunahme der Wichtigkeit der Vorteile arbeiten. Damit können die Vorteile der Veränderung mehr Gewicht gegenüber ihren Nachteilen erhalten. Umgekehrt kann ein sehr motivierter und auf Veränderung drängender Klient durchaus davon profitieren, sich noch mal mit den Nachteilen der Veränderung zu beschäftigen, um zu wenig wahrgenommene Risiken besser wertzuschätzen.

### 4.1.2 Praxisbeispiele

Herr Z. ist Mitte 60 und fällt in der Routineuntersuchung wegen erhöhten Blutdrucks und erhöhter Cholesterinwerte auf. Er ist als Landwirt tätig und deswegen körperlich aktiv. Zur Beeinflussung seines Blutdrucks und zur Senkung der Cholesterinwerte ist nun eine Behandlung mit zwei verschiedenen Medikamenten notwendig. In seiner Familie gibt es ein erhöhtes Risiko für Herzinfarkte und Schlaganfälle und er selbst hat Angst, ein ähnliches Schicksal wie sein Vater zu erleiden, der an einem Schlaganfall gestorben ist. Herr Z. ist gerade Opa geworden und will für die Enkel noch lange da sein können. Im Gespräch wird deutlich, dass der Klient sich der Risiken für seine Gesundheit vollständig bewusst ist. Gleichzeitig hat er Angst vor Nebenwirkungen dieser neuen Medikamente. Er hat von Bekannten Berichte über Müdigkeit und sexuelle Funktionsstörungen gehört. Er kann sich auch nicht vorstellen, mehrere Tabletten pro Tag einzunehmen. Nicht immer ist sein Lebensrhythmus so regelmäßig, dass er Mahlzeiten zur gleichen Tageszeit einnimmt. Eine Umstellung der Ernährung auf eine salz- und cholesterinarme Diät ist für ihn zu aufwendig und mit zu hohem Verlust der Lebensqualität als Landwirt und Viehzüchter verbunden: *„Wie komme ich mir denn vor, wenn ich gar keine Wurst mehr essen würde. Das war in unserer Familie doch schon immer so. Wir schlachten ja noch selbst. Sollen meine Nachbarn denken, dass ich meiner eigenen Hände Arbeit nicht mehr traue?"*

„Die Freiheit des Menschen liegt nicht darin, dass er tun kann, was er will, sondern, dass er nicht tun muss, was er nicht will."

(J. J. Rousseau)

**Erst wenn die vorhandenen Vor- und Nachteile bedacht sind, können wir eine Entscheidung treffen.**

## 4.1.3 Übungen

### Theoretische Übungen

Identifizieren Sie im obigen Praxisbeispiel (Abschnitt 4.1.2) die vier Seiten der Ambivalenz.

| Vorteile des jetzigen Verhaltens | Nachteile des jetzigen Verhaltens |
|---|---|
| | |
| **Nachteile der Veränderung** | **Vorteile der Veränderung** |
| | |

Ordnen Sie die unten stehenden Aussagen in das Schema der vier Felder ein:

*„Ich habe Angst, es nicht zu schaffen."*
*„So kann es nicht weitergehen."*
*„Es ist viel einfacher so, wie es ist."*
*„Was soll ich meinen Freunden sagen, wenn ich nicht mehr mit ihnen …"*
*„Ich wünsche mir so, dass ich es schaffen kann."*
*„Ich kann stolz sein, wenn ich es überwunden habe."*
*„Es hilft mir, als Mann im Leben klarzukommen."*
*„Ich habe Angst vor den Folgen."*
*„Wie gehe ich mit meinen Problemen um, wenn ich nicht mehr …"*
*„Ich muss mir nicht mehr die Vorwürfe meiner Familie anhören."*

### Übungsvorschläge für die Praxis

Erinnern Sie sich mal an Ihre eigenen Vorsätze für das neue Jahr, die Sie am Silvesterabend gefasst haben. Gerade diejenigen, die Ihnen wichtig waren, die Sie jedoch nicht konsequent verfolgt haben, zeichnen sich wahrscheinlich durch eine ausgeprägte Ambivalenz aus. Nehmen Sie sich ein weißes Blatt Papier und teilen Sie dieses durch eine waagerechte und eine senkrechte Linie in vier Felder. Bitte listen Sie für einen Ihrer Neujahrsvorsätze die vier Seiten der Ambivalenz auf. Finden Sie möglicherweise einen guten Grund, warum es so schwierig war, diesen Vorsatz umzusetzen?

Falls Sie nicht bereits mit solch einem „Arbeitsblatt" arbeiten, so erstellen Sie sich bitte eine entsprechende Vorlage. Klienten können dieses auch gut in Form einer Hausaufgabe bearbeiten. Bei der Nachbesprechung oder bei der Exploration im Gespräch sollten Sie sehr darauf achten, dass alle vier Felder bearbeitet wurden. Überprüfen Sie gemeinsam mit dem Klienten, zu welcher Seite der Ambivalenz sich die Waage neigt. Verwenden Sie dieses bearbeitete Arbeitsblatt im Laufe der Beratung immer wieder, um mit dem Klienten zu beobachten, inwieweit sich die Bewertung der Vor- und Nachteile ändert, inwieweit sich die Summe der Punktwerte verändert und somit die Waage eine neue Gewichtung bekommt.

## 4.2 Förderung der selbstmotivierenden Sprache

Was motiviert einen Klienten zur Verhaltensänderung und wie kann der Beratende diese Motivationsquelle im Gespräch erkennen? Wie kann der Beratende dem Klienten helfen, seine Wünsche und Ziele zu identifizieren und zu verfolgen?

Man kann ein Gespräch über Veränderung in verschiedene Teilabschnitte segmentieren: Neben Bedenken und Zweifeln sind immer auch Elemente enthalten, die beschreiben, was zur Veränderung motiviert. Diese Gründe, etwas anders zu machen, oder die Wünsche, die mit dem neuen Zustand verbunden sind, sind ein machtvoller Ausdruck der Fähigkeit zur Veränderung. Sie geben Ausdruck darüber, was den Betreffenden bewegt, was er sich anders wünscht und warum. Allerdings ist es oft schwer, diese Botschaften, die in Nebensätzen versteckt sein können, wahrzunehmen. Oft ist das Gespräch von Zweifeln über die eigene Fähigkeit, Bedenken und Problemen bestimmt. Je nachdem, in welchem Stadium der Veränderung sich der Betreffende befindet, kann der Anteil der selbstmotivierenden Sprache kaum vorhanden seien oder sogar die Zweifel und Bedenken überwiegen. Man kann sich diese beiden Gesprächsanteile, die selbstmotivierende Sprache *(Change Talk)* einerseits und der zweifelnde Gesprächsanteil (*Sustain Talk*, der für den Erhalt des Status quo spricht) andererseits, wie die zwei Schalen einer Waage vorstellen. Diese kann sich einmal in die eine und einmal in die andere Richtung neigen. Je nach aktuellem „Übergewicht" geht das Gespräch in Richtung Veränderung oder in Richtung Beibehalten des aktuellen Zustandes. Ein wichtiges Prinzip der Motivierenden Gesprächsführung ist es, den Anteil des Gespräches mit selbstmotivierenden Aussagen zu erhöhen. Dies führt dazu, dass der Klient vermehrt über seine eigenen Fähigkeiten und Wünsche spricht und damit auch genau darüber nachdenkt. Im nächsten Schritt führt dies dann zu einer Zunahme der Selbstwirksamkeitserwartung. Er beschäftigt sich also unter anderem mit seinen Ressourcen. Im Gegenzug wird der Gesprächsanteil, der Probleme und Schwierigkeiten umfasst, geringer. Dies heißt jedoch nicht, dass man sich den Problemen nicht stellt. Im Gegenteil, die Auseinandersetzung wird mit Schwierigkeiten und „Fußangeln" ein wichtiges Thema in späteren Phasen der Veränderung, wenn es um die Vorbereitung und Umsetzung der geplanten Veränderung geht. In den vorbereitenden Phasen und beim ambivalenten Klienten jedoch gilt es zuerst einmal, Selbstwirksamkeit zu induzieren und sich nicht von Zweifeln abbringen zu lassen. Hier entsteht Direktivität in der Motivierenden Gesprächsführung, nämlich hin zur Veränderung.

### 4.2.1 Theorie

Man kann die selbstmotivierende Sprache in unterschiedliche Abschnitte einteilen. Die sogenannten vorbereitenden Äußerungen zur selbstmotivierenden Sprache (Peparatory Change Talk) formen im Englischen das Akronym DARN – **D**esire (Wunsch), **A**bility (Fähigkeit), **R**eason (Grund), **N**eed (Notwendigkeit):

Der **Wunsch**, dass etwas anders wäre (Desire):
*„Ich möchte gern schlanker sein."*

Die **Fähigkeit**, die Veränderung zu bewältigen (Ability):
*„Früher habe ich es doch auch schon mal geschafft."*

Die **Gründe** für die Veränderung (Reason):
*„Ich kann mit meinen Kindern nicht mehr Fußball spielen, weil ich so unsportlich bin."*

Die **Notwendigkeit**, etwas anders zu machen (Need):
*„Es muss etwas anders werden, der letzte Geburtstag meiner Tochter war mir richtig peinlich."*

Schon weiter im Veränderungsprozess fortgeschritten, formuliert der sogenannte *Mobilizing Change Talk* die Umsetzung und die Selbstverpflichtung. Als Merkhilfe können die in dieser Phase getätigten Äußerungen mit dem Akronym CAT wiedergegeben werden – **C**ommitment (Zustimmung), **A**ctivity (aktive Umsetzung), **T**aking Steps (Selbstverpflichtung für die nächsten Schritte).

**Zustimmung** oder auch die Annahme von Empfehlungen zur Veränderung *(Commitment):*
*„Meine Freundin hat recht, allein schaffe ich es nicht."*

Die konkrete **Umsetzung** von Veränderung *(Activity):*
*„Ich brauche jemanden, der mit mir zusammen zweimal in der Woche Sport macht."*

Die **Selbstverpflichtung** zu konkreten Veränderungsschritten *(Taking Steps):*
*„Ich melde mich jetzt mit ihr zusammen in einem Fitnessstudio an."*

## Techniken zur Induktion von selbstmotivierender Sprache

Bei der Induktion von selbstmotivierender Sprache sind die in den vorausgegangenen Abschnitten beschriebenen Basistechniken der Motivierenden Gesprächsführung wie offene Fragen, Zusammenfassung, Bestätigung und Würdigung der Aussagen wirksam. Wichtig ist die genaue Wahrnehmung der selbstmotivierenden Aussagen und das aktive (reflektierende) und empathische Zuhören. Durch aktive Fragen kann das Gespräch in Richtung der Veränderung gelenkt werden:

- *„Was hätten Sie gerne anders …?"*
- *„Was versprechen Sie sich davon, wenn Sie …?"*

Dabei können die Fragen inhaltlich in folgende Kategorien unterteilt werden:

- **Rückschau halten** *(Looking Back) – „Was war anders in der Zeit, in der Alkohol für Sie noch kein Problem war?"*
- **Vorausschauen** *(Looking Forward) – „Wenn Sie sich dazu entschließen würden, an Ihrem Alkoholkonsum etwas zu verändern, was wäre dann anders?"*
- **Ziele und Werte erkunden** *(Explore Goals and Values) – „Warum ist es Ihnen wichtig, Ihren Kindern ein guter Vater zu sein?" / „Wie verträgt sich dieser Wunsch mit Ihrem Alkoholkonsum?"* (Entwickeln von Diskrepanzen)
- **Veränderungsgründe genau erkunden** *(Explore Reasons) – „Was wäre anders an einem Tag ohne Alkohol?"*
- **Arbeit mit der Ambivalenz** *(Explore Ambivalence)* – Hier kann mittels Vier-Felder-Tafel das Pro und Kontra der Veränderung versus Pro und Kontra der Fortsetzung des bisherigen Verhaltens aufgeführt werden.
- **Extreme erkunden** *(Inquiry Extremes) – „Was könnte schlimmstenfalls passieren, wenn Sie so weitermachen wie bisher?"*

- **Rating der Wichtigkeit** *(Importance)* (vgl. Abbildung 4.2) – „*Auf einer Skala von 0–10, wobei 0 bedeutet, dass die Veränderung völlig unwichtig ist, und 10, dass es jetzt im Moment das Wichtigste auf der Welt ist, wie wichtig schätzen Sie die Abstinenz für Sie ein?*"

  In einem zweiten Schritt kann man fragen, warum die genannte Zahl nicht niedriger ist: „*Warum schätzen Sie die Wichtigkeit, trocken zu werden, auf 3 und nicht auf 1 ein?*"

  Dieses „Unterbieten" der Einschätzung des Klienten führt dazu, dass der Klient Gründe dafür nennt, warum eine Verhaltensänderung wichtig ist, und damit selbstmotivierende Sprache offenbart.

  Eine andere Möglichkeit wäre die Frage: „*Was müsste passieren, dass aus der genannten Zahl eine höhere wird* (7 statt 5 zum Beispiel)? *Was könnte den Unterschied zwischen diesen Zahlen ausmachen?*"

  Auch hier folgen Aussagen der selbstmotivierenden Sprache, die Beratenden die Möglichkeit zur weiteren Verstärkung geben.

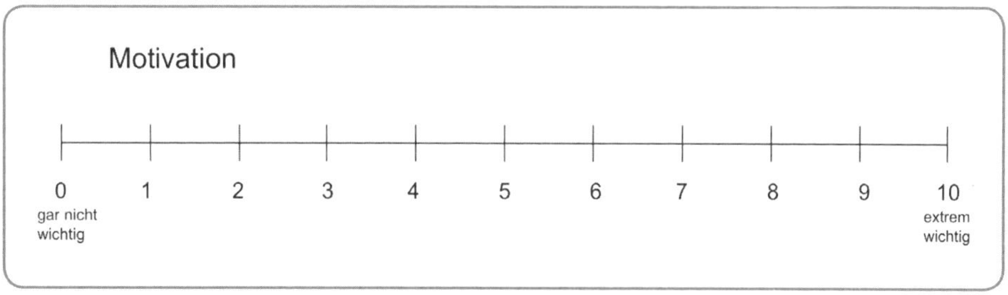


**Abbildung 4.2:** Beispiel für eine Wichtigkeits- bzw. Motivationsskala

## 4.2.2 *Praxisbeispiele*

KLIENTIN: „*Meine schlechte körperliche Fitness macht mir wirklich Angst. Ich finde es peinlich, wenn ich meinen Kindern nicht mehr hinterherkomme.*" (Grund)

BERATER: „*Was könnte denn schlimmstenfalls passieren, wenn Sie so weitermachen wie bisher?*" (Extrementwicklung erfragen)

KLIENTIN: „*Na ja, meine Freundinnen sehen mich ja jetzt schon komisch an und nehmen mich nicht mehr auf längere Ausflüge mit. Ich habe Angst, nicht mehr dazuzugehören. Und gesund ist Übergewicht auch nicht.*"

Berater: „*Warum ist es Ihnen wichtig, was Ihre Freundinnen denken?*" (Veränderungsgründe und Werte explorieren)

Klientin: „*Wir haben schon immer alles zusammen gemacht und jetzt haben wir Kinder in gleichem Alter. Sie sind meine besten Freundinnen und ich möchte sie nicht verlieren und ich möchte auch, dass unsere Kinder gemeinsam aufwachsen.*"

Berater: „*Was war früher anders, als Sie noch fitter waren und gemeinsam mit Ihren Freundinnen viel unternommen haben?*" (Rückschau halten)

Klientin: „*Na ja, wir haben einfach viel mehr zusammen unternommen. Ich habe mich richtig gut dabei gefühlt und war in vielen Dingen sogar diejenige, die das Tempo vorgegeben hat. Das fanden die anderen toll und ich konnte stolz auf mich sein.*"

Berater: „*Und was ist jetzt anders?*"

Klientin: „*Na ja, von Tempomachen kann nun gar nicht mehr die Rede sein. Ich komme ja nicht mehr hinterher. Und das ist schon wirklich peinlich. Ich fühle mich dann ausgegrenzt, wenn die anderen anfangen, auf mich Rücksicht zu nehmen.*"

Berater: „*Ich nehme bei Ihnen einen starken Wunsch war, anders zu sein als bisher. Früher hat es auch schon mal gut geklappt und da haben Sie sogar das Tempo bei Aktivitäten vorgegeben und neue Dinge vorgeschlagen. Da drängt sich mir natürlich die Frage auf, warum Sie Ihren Vorsatz nicht schon längst umgesetzt haben. Was meinen Sie dazu?*"

Sehr wahrscheinlich wird die Klientin auf diese Frage mit den Schwierigkeiten und nachteiligen Erfahrungen der vorausgehenden Versuche antworten. Hier bieten sich Techniken zur Stärkung der Änderungszuversicht an, die wir im folgenden Abschnitt vorstellen.

Alternativ könnte man jetzt auch noch mal ein Rating durchführen, um herauszubekommen, was passieren müsste, damit die Wichtigkeit des Themas zunimmt. Auch dies leitet über zu den Techniken zur Steigerung der Änderungszuversicht.

Im bisherigen Gesprächsverlauf wurde eher die vorbereitende selbstmotivierende Sprache induziert. Eine andere Möglichkeit bestünde in der Überleitung zu einem mobilisierenden Anteil:

Berater: „*Was würde Ihnen denn helfen, wieder Fitness aufzubauen?*" (Thematisieren hypothetischer Änderungen, vorausschauen)

Klientin: „*Ich müsste jemanden haben, der mit mir zusammen regelmäßig trainiert und der mich nicht schlecht dabei aussehen lässt.*"

Berater: „*Wen könnten Sie sich dabei vorstellen?*"

Klientin: „*Na ja, meine Nachbarin ist auch nicht die Fitteste, sie ist in der Gruppe unserer Freundinnen auch immer hintendran. Eigentlich finde ich sie genau deswegen sympathisch.*"

Berater: *„Was würde es Ihnen denn erleichtern, auf sie zuzugehen?"*

Klientin: *„Ich müsste sie davon überzeugen, dass wir beide zusammen ohne die anderen Sport machen, um unsere Kondition aufzubauen. Jetzt, wo ich so darüber nachdenke, frage ich mich auch, warum ich sie noch nicht angesprochen habe. Es liegt doch eigentlich auf der Hand. Ich glaube, ihr geht es ähnlich wie mir und sie traut sich nur nicht. Ich werde gleich mal auf dem Rückweg bei ihr vorbeigehen und ihr den Vorschlag unterbreiten. Gefällt mir eigentlich ziemlich gut."*

Berater: *„Sehr schön. Ich freue mich, dass Sie so begeistert bei der Sache sind. Bitte erzählen Sie mir unbedingt beim nächsten Mal, wie Sie beide miteinander weitergemacht haben."*

Zum einen sollte nun eine gewisse Verbindlichkeit der Veränderung hergestellt und zum anderen die konkrete Umsetzung der Veränderung überprüft werden (siehe Kapitel 5).

**ÜBERSICHT**

Selbstmotivierende Sprache besteht aus:

- vorbereitenden Äußerungen *(Preparatory Change Talk)*
  - **D**esire – Wunsch
  - **A**bility – Fähigkeit
  - **R**eason – Grund
  - **N**eed – Notwendigkeit
- und aktivierenden Äußerungen *(Mobilizing Change Talk)*
  - **C**ommitment – Zustimmung
  - **A**ctivity – Aktive Umsetzung
  - **T**aking Steps – Selbstverpflichtung für die nächsten Schritte

Ziel der Beratung ist es, den Anteil der selbstmotivierenden Sprache im Gespräch zu erhöhen. Hilfreiche Techniken dazu sind neben den Basistechniken aus Kapitel 3 folgende Techniken:

- Rückschau halten
- Vorausschauen
- Ziele und Werte erkunden
- Veränderungsgründe genau explorieren
- Arbeit mit der Ambivalenz anhand einer Vier-Felder-Tafel
- Extreme erkunden
- Rating der Wichtigkeit (vgl. Abbildung 4.2)

Hierzu haben wir das Akronym GIF BEAR formuliert, wie in Tabelle 4.1 erläutert.

## 4.2.3 Übung

### Theoretische Übungen

Identifizieren Sie in dem nachfolgenden Text die Aussagen der selbstmotivierenden Sprache:

„Als alleinerziehende Mutter ist es schwer, allen Ansprüchen gerecht zu werden. Ich habe wirklich einen sehr stressigen Tag. Da bleibt oft sehr wenig Zeit für mich. Dabei wünschte ich mir, ich könnte auch mal an mich denken. Ich habe den Sport ganz aufgegeben. Beim letzten Kindergeburtstag bin ich den Kleinen gar nicht mehr hinterhergekommen. Das war richtig peinlich, besonders wenn ich an meine Freundinnen denke, die mühelos Schritt halten konnten. Ich bin in den letzten Jahren richtig aus dem Leim gegangen. Dabei war ich früher mal so sportlich. Aber was soll ich machen, ich kann einfach keine Zeit für den Sport erübrigen. Und im Alltag mit dem Fahrrad zu fahren, schaffe ich nicht bei all den Dingen, die ich ständig für die Kinder mitnehmen muss. Früher war ich sogar einmal in der Laufgruppe und wollte mal einen Halbmarathon laufen. Aber jetzt muss etwas anders werden, sonst bekomme ich nie die Kurve. Eine Nachbarin hat sich angeboten, am Dienstagabend auf die Kleinen aufzupassen. Das ist die Gelegenheit, jetzt wieder anzufangen mit Laufen. Da habe ich endlich mal Zeit für mich. Ich werde mich mit meiner Freundin zusammentun und wir erstellen uns einen Trainingsplan."

Formulieren Sie offene Fragen im Sinne des reflektierenden Zuhörens zu den Aussagen der Klientin anhand der folgenden Techniken:

- Vorausschauen:

  ________________________________________

- Ziele und Werte erkunden:

  ________________________________________

- Extreme erkunden:

  ________________________________________

- Rückschau halten:

  ________________________________________

- Rating der Wichtigkeit:

  ________________________________________

## Übungsvorschläge für die Praxis

Ein guter Freund oder Kollege soll Ihnen ein Thema präsentieren, dass er gern umsetzen würde, zu dem er allerdings ambivalent eingestellt ist (mehr Sport, Gewichtsreduktion, mehr Zeit mit der Familie verbringen …).

Führen Sie mit ihm ein Rating der Wichtigkeit auf einer Skala von 0 bis 10 durch. Fragen Sie ihn gezielt, warum er genau diesen Wert angab und nicht ein oder zwei Stufen darunter.

Schreiben Sie sich die jetzt folgenden Aussagen auf und ordnen Sie sie in die Kategorien der selbstmotivierenden Sprache ein (DARN – CAT).

Lassen Sie ihn einschätzen, was passieren müsste, damit aus seinem genannten Zahlenwert ein um ein oder zwei Stufen höherer Wert werden sollte.

Nutzen Sie auch diese Aussagen zur Einschätzung anhand der Arten der selbstmotivierenden Sprache und vergleichen Sie sie mit den Antworten auf die vorhergehende Frage.

## Anwendung in der Praxis

Ergänzen Sie Ihre Aufzeichnungen zur Beratung von Klienten um eine Liste, in der Sie die selbstmotivierenden Äußerungen des Klienten zählen. Kategorisieren Sie diese Aussagen wenn möglich nach den Akronymen DARN und CAT. Beobachten Sie die unterschiedliche Anzahl dieser Aussagen bei einem absichtslosen und bei einem weiter im Veränderungsprozess fortgeschrittenen Klienten. Beobachten Sie auch die Änderung im Verlauf der Beratung über mehrere Stunden hinweg. Achten Sie besonders auf den Moment, in dem ein Entschluss des Klienten zur Verhaltensänderung entsteht und wie sich der Gesprächsanteil selbstmotivierender Sprache vor und nach diesem Moment verändert.

Nutzen Sie als Gedankenstütze die Stichworte: „Vorausschauen", „Ziele und Werte erkunden", „Extreme erkunden", „Rückschau halten" und „Rating der Wichtigkeit", um zu überprüfen, welche Techniken Sie angewandt haben. Dazu kann auch ein Zettel mit Auflistung der Techniken und eine Strichliste nach jeder Stunde hilfreich sein.

Hilfreich bei der Wahrnehmung und Beobachtung von Change Talk kann auch die folgende Tabelle 4.1 sein:

| Veränderungstendez | Grundtechnik | Mögliche theoretische Fragestellung | Mögliche weitere Techniken | Beispielfragen |
|---|---|---|---|---|
| **Preparatory Change Talk** (vorbereitender Change Talk; Ambivalenz ist [noch] vorhanden) | **Akronym: DARN** | | | |
| | **D**esire (Wunsch) | Was wünschen Sie sich in Bezug auf Verhalten X? | | |
| | **A**bility (Fähigkeit) | Was für Fähigkeiten haben Sie, um dies zu erreichen? | | |
| | **R**eason (Grund) | Was ist der Grund für die erwünschte Veränderung? | | |
| | **N**eed (Notwendigkeit) | Wie dringlich ist die Veränderung? | Wichtigkeitsrating und der Hintergrund der Einschätzung | |
| **Mobilizing Change Talk** (mobilisierender Change Talk, Ambivalenz ist weitgehend überwunden) | **Akronym: CAT** | | | |
| | **C**ommitment (Zustimmung) | Können Sie es sich so vorstellen? | Hier bereits SMARTE Ziele beachten, Milestones planen, evtl. auch schon Zuversichtsrating | |
| | **A**ctivation (Aktive Umsetzung) | Was kann Ihnen dabei helfen, es so zu machen? | | |
| | **T**aking Steps (Selbstverpflichtung) | Was tun Sie nun als Nächstes? | | |
| **Change Talk evozieren** (bei sehr schwachem Veränderungswunsch, Ambivalenz überwiegt) | **Akronym: GIF BEAR** | | | |
| | Explore **G**oals and Values (Ziele und Wertvorstellungen erkunden) | Warum wäre es wichtig für Sie, Verhalten X zu verändern? | Durch Rückschau auf frühere Werte oder auch durch Traumreise in die Zukunft (eine Vision) Werte-Zielbilder malen | |

| | | | | |
|---|---|---|---|---|
| | **I**mportance<br>(Wichtigkeit erkunden) | Wie wichtig ist für Sie ...? | Wichtigkeitsrating,<br>Ideen anderer: Was würde Ihre beste Freundin sagen, wenn man sie fragte, was wichtig für Sie ist? | |
| | Looking **F**orward<br>(Vorschau halten) | Was wäre bei Beendigung von Verhalten X anders? | Positive Zukunft imaginieren | |
| | Looking **B**ack<br>(Rückschau ) | Was war vor Verhalten X anders? | Positive Vergangenheit (sofern vorhanden) resümieren | |
| | Inquiry **E**xtremes<br>(Extrementwicklung erfragen) | Was würde passieren, wenn es so weitergeht wie bisher? (Verhalten X beibehalten oder verändern!) | Für positive Entwicklung evtl. Wunderfrage: Wenn über Nacht ein Wunder geschehen würde, wie sähe Ihr Leben dann aus? | |
| | Explore **A**mbivalence<br>(Arbeit mit Ambivalenz) | Vor- und Nachteile der Veränderung bzw. der Beibehaltung des Verhaltens eruieren | Vier-Felder-Tafel nutzen | |
| | Explore **R**easons<br>(Gründe explorieren) | Was wäre anders, wenn Verhalten X nicht wäre? | | |
| **Starker Veränderungswunsch vorhanden** | **Akronym: OARS** | | | |
| | **O**pen Questions<br>(Offene Fragen) | Was möchten Sie erreichen? | Hier bereits SMARTE Ziele beachten, Milestones planen bzw. Confidence Talk<br>(siehe Abschnitt 4.3.1) | |
| | **A**ffirmation (Würdigung) | Sie sind schon weit gekommen! | | |
| | **R**eflection (Reflexion) | Sie berichten ... | | |
| | **S**ummary<br>(Zusammenfassung) | Wenn ich es richtig verstanden habe, möchten Sie gerne ... | | |

**Tabelle 4.1:** Arbeitsblatt „Change Talk“

Tabelle 4.1 können Sie gerne mit den Ihnen bekannten Fragetechniken und Beispielfragen ergänzen. Wie bei allen Vorlagen ist es auch bei dieser Tabelle wichtig, die entsprechenden Fragen immer angepasst an die jeweilige Situation des Klienten zu formulieren. Es müssen nicht alle Techniken angewandt werden, sondern nur einzelne und diese gezielt in der Sprache des Klienten formuliert, sodass dieser in seiner Selbsterkenntnis angeleitet wird. Es sind sicherlich noch viele weitere Fragetechniken aus den unterschiedlichsten Therapieformen anwendbar. In der Tabelle finden Sie nur einige Ideen beispielhaft aufgeführt.

## 4.3 Zuversicht und Hoffnung vermitteln

Warum setzen Klienten Vorhaben, die ihnen wichtig sind und die sie gern durchführen würden, nicht einfach um? Was kann man aus vorausgegangenen (gescheiterten) Versuchen der Umsetzung lernen und wie verändert sich die Erwartung an das, was der Klient erreichen kann?

Motivation zur Veränderung allein schafft nicht immer eine nachhaltige Umstellung des Verhaltens. Selbst wenn man von der Wichtigkeit der Gewichtsreduktion überzeugt ist und sich ein sportlicheres Aussehen wünscht, scheitern doch viele Versuche abzunehmen. Viele Menschen haben schon mehrere erfolglose Versuche hinter sich, ihr Alltagsleben zu ändern. Aus diesen negativen Erfahrungen leiten viele ein Unvermögen zur Verhaltensänderung ab oder sie kommen aus der Phase des Zweifels nicht heraus. Aussagen, in denen die Enttäuschung mitschwingt („*Wie oft habe ich es schon versucht!*“ oder „*Wie wichtig es auch ist, ich schaffe es einfach nicht!*“), demonstrieren einen Mangel an Zuversicht, ja sogar Frustration. Ganz besonders deutlich wird dies nach einem Rückfall in das alte Verhaltensmuster, wenn zum Beispiel nach einer erfolgreichen Phase des Nichtrauchens doch wieder zur Zigarette gegriffen wurde. Hier befinden sich viele Raucher in einem regelrechten Schockzustand, weil sie es trotz Motivation und einem guten Plan nicht geschafft haben, die Abstinenz aufrechtzuerhalten. Und aus diesem Schockzustand heraus geben viele auf. Eine Herausforderung besteht darin, die pessimistische Sichtweise zu überwinden, die die meisten Menschen, die mehrfach nachteilige Erfahrungen gemacht haben, vertreten: Sie interpretieren den Rückfall als persönliches Versagen und sehen die Schwierigkeiten als zu groß an. Manchmal bildet sich ein regelrechtes Schwarz-Weiß-Denken heraus, sodass die Rückfälle und das „Versagen“ überbewertet und die positiven Dinge, wie die erreichten Zwischenziele, nicht berücksichtigt werden. So sagen viele Raucher, dass sie viele Male rückfällig geworden seien, ohne anzuerkennen, dass sie zuvor monate- oder sogar jahrelang abstinent geblieben sind. Auch hier gilt es, ähnlich wie bei der selbstmotivierenden Sprache, den Blick weg von den Problemen und hin zu den Ressourcen und Fähigkeiten des Einzelnen neu auszurichten. Durch Überwinden der sogenannten kognitiven Verzerrung durch Umdeutung oder Reframing kann das Erleben der eigenen Fähigkeit zur Veränderung gefördert werden.

### 4.3.1 Theorie

Neben der Motivation, einen alten Zustand zu verändern, ist auch die Hoffnung, einen neuen Zustand zu erreichen, ein wichtiger Faktor zur Verhaltensänderung. Diese Hoffnung wird einerseits dadurch bestimmt, wie attraktiv das Ziel ist, zu dem man gelangen möchte, und zum anderen durch das Erleben der Fähigkeit sich zu verändern. Diese Selbstwirksamkeit speist sich aus der Erfahrung von bereits bewältigten Schwierigkeiten und von früher umgesetzten Veränderungen. So berichten manche Raucher, dass sie es früher schon einmal geschafft haben, abstinent zu bleiben, oder manche Übergewichtige wissen, dass sie früher schon einmal bedeutend abgenommen haben. Diese Erfahrung und das Erleben der Fähigkeit, Dinge anders machen zu können, stellt einen wichtigen Faktor dar, um anstehende Schwierigkeiten zu bewältigen. Darüber hinaus fördert das Erleben der eigenen Fähigkeit zur Veränderung die Selbstwirksamkeitserwartung. Klienten ziehen Selbstbewusstsein aus positiven Erfahrungen, die sie sich selbst erarbeitet haben. Ziel einer Beratung mit Motivierender Gesprächsführung ist es, die intrinsische Fähigkeit des Klienten, das heißt die eigene Fähigkeit zur Veränderung, die unabhängig von äußeren Einflussfaktoren ist, zu verstärken und zu fördern. Der Klient sollte Zuversicht in Bezug auf seine eigene Entscheidungs- und Handlungsfähigkeit gewinnen. So ist es wichtig, mit dem Klienten zu erarbeiten, dass zwar äußere Umstände seine Entscheidung beeinflussen können, dass dabei aber vorrangig er selbst in der Lage ist, die selbst gewählte Entscheidung umzusetzen und mit äußeren Schwierigkeiten umzugehen. Motivation beeinflusst das Wollen als Voraussetzung für die Entscheidung, Zuversicht beeinflusst das Können. Beide Faktoren sind für eine Handlung unumgänglich.

Wie sich Zuversicht hinsichtlich der eigenen Fähigkeiten stärken lässt, können wir zum Beispiel im Sport beobachten oder uns von Kindern abgucken, die ohne diese Zuversicht weder Gehen noch Fahrradfahren lernen würden. Es geht zum einen darum, die technischen Fähigkeiten zu vermitteln, zum anderen, zu ermutigen, einen (weiteren) Versuch zu unternehmen und auch kleinere Erfolge anzuerkennen. Trainer von Sportmannschaften verstehen es, den individuellen Spieler zu höheren Leistungen anzutreiben. Dies gelingt außer durch Wissensvermittlung und geschickte Didaktik vor allem durch emotionale Verstärkung von Erfolgen und durch Ermutigung, sich neue Ziele zu stecken. Zweck der Beratung ist also, den Klienten in die

Lage zu versetzen, eigene Erfahrungen zu machen und aus der erfolgreichen Bewältigung von Schwierigkeiten zu lernen. Die Haltung des Beratenden gegenüber dem Klienten ist von entscheidender Bedeutung. Er muss an den Klienten glauben. Dies wird der Klient spüren und aus diesem Vertrauen Mut schöpfen. Allerdings kann nur der Klient die Lösung für seine Probleme finden, der Beratende lenkt und leitet ihn lediglich an. Eine Ermutigung zur rechten Zeit ist ein hilfreicher Motivator. Sprechen Sie allerdings nie etwas aus, was Sie nicht wirklich so meinen und empfinden. Klienten sind höchst sensibel für Polemik.

Ein weiteres Ziel der Beratung ist es, gemeinsam mit dem Klienten in der eigenen Biografie Erlebnisse und Hinweise zu finden, die die Fähigkeit zur Verhaltensänderung fördern. Zum Beispiel bereits positiv bewältigte Veränderungen zu identifizieren und zu würdigen. Dabei soll der Klient diese Erfolge auch als Erfolge sehen und annehmen lernen. Dies bedeutet nicht, dass Schwierigkeiten kleingeredet werden, sondern dass der Klient realisiert, dass man aus Problemen und Schwierigkeiten neue Lösungsmöglichkeiten ableiten kann.

Ein weiteres wichtiges Prinzip besteht darin, Fähigkeiten und Fertigkeiten zu vermitteln, die es dem Klienten ermöglichen, mit seinen Schwierigkeiten umzugehen. Dies kann zum Beispiel durch Weitergabe positiver Erfahrungen anderer Klienten geschehen oder durch Vorstellung von selbst als hilfreich erlebten Fähigkeiten. Hier ist der Beratende als Wissensvermittler und Coach gefragt, der Erfahrungen, Tipps und Fertigkeiten weitergibt. Und noch einmal sei betont: Ein wichtiges Prinzip im Umgang mit dem Klienten ist die Authentizität. Wenn der Beratende nicht von den Fähigkeiten des Klienten oder von der Erreichbarkeit des Zieles überzeugt ist, so sollte er eine ehrliche Rückmeldung geben. Klienten haben ein sehr sensibles Gespür dafür, ob beim Beratenden Zweifel bestehen. Werden diese Zweifel nicht ausgedrückt, fühlt sich der Klient nicht ernst genommen. Im Umkehrschluss – wenn der Beratende also ehrlich von der Zielerreichung überzeugt ist – spürt der Klient intuitiv, dass er sich auf den Beratenden verlassen kann und dass dieser an ihn glaubt. Die soziale Unterstützung stellt einen machtvollen Faktor gerade für zweifelnde Klienten dar. So einfache Bekräftigungen wie zum Beispiel „Ich freue mich, dass Sie es bisher geschafft haben“ oder „Trotz aller Schwierigkeiten haben Sie vieles erreicht“ schaffen eine starke Bindung und sind für den Klienten eine wichtige Rückmeldung.

Das Gegenteil des zweifelnden Klienten mit geringer Selbstwirksamkeitserwartung ist der sich selbst überschätzende Klient, der kritische Situationen nicht erkennt oder Entscheidungen unzureichend reflektiert und dadurch in seiner Zielsetzung schwankt. Auch dieser Klient braucht Unterstützung, um seinen Handlungsantrieb zu erkennen und aufrechtzuerhalten. Hilfreich ist auch hier das Bild der Waage, in deren Waagschale die Vor- und Nachteile der Veränderung gegeneinander abgewogen werden (siehe Abschnitt 5.1). Diese Waage ist bei dem zweifelnden Klienten ständig in Bewegung. Hier wechseln sich widerstandsvolle Äußerungen und Äußerungen zugunsten der Veränderung stetig ab. Legt der Beratende zu viel Gewicht auf die Veränderung oder wird diese zu rasch vorangetrieben, so signalisiert dies der Klient durch Dissonanz. Hält sich umgekehrt der Beratende zu sehr mit Äußerungen der Dissonanz auf, so wird der Klient wahrscheinlich selbstmotivierende Aussagen tätigen oder nach konkreten Hilfestellungen zur Umsetzung seines Vorhabens fragen.

Im Gesprächsverlauf gilt es, ähnlich wie bereits im vorherigen Abschnitt zur selbstmotivierenden Sprache ausgeführt, den Anteil des Gespräches, in dem der Klient über seine eigene Zuversicht spricht, zu erhöhen. Dies gelingt, ähnlich wie beim Change Talk, durch reflektierendes Zuhören, gezieltes evokatives Nachfragen und über das Verstärken dieser Gesprächsanteile, zum Beispiel durch das Rating der Zuversicht auf einer Skala (vgl. Abbildung 4.3). In der englischsprachigen Literatur wird dieser Gesprächsanteil der Zuversicht in bewusster Analogie zum Change Talk auch Confidence Talk genannt. Wichtige Prinzipien zur Verstärkung der Zuversicht können sein:

### Würdigung

*„Sie müssen ziemlich tapfer / hartnäckig / zielstrebig sein, wenn Sie …"*
*„Ich bewundere Ihre …"*
*„Sie haben sehr viel erreicht."*
*„Sie machen das wirklich gut."*

### Evokatives Fragen

*„Was stimmt Sie zuversichtlich, dass Sie es schaffen könnten?"*

### Rating der Zuversicht

*„Auf einer Skala von 0 bis 10, wie zuversichtlich sind Sie?"*
*„Warum ist es nicht … (kleiner als angegeben)? Wie könnte aus … eine … werden* (höhere Zahl)?"

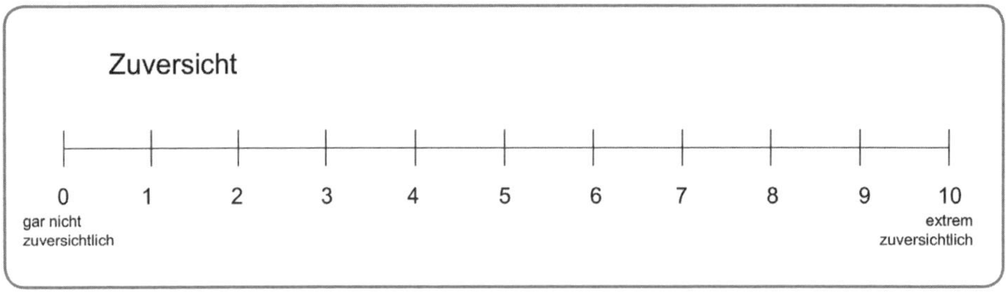


**Abbildung 4.3:** Beispiel für eine Zuversichtsskala

## Rückblick auf vergangene Erfolge

*„Wann in der Vergangenheit haben Sie sich schon einmal zu einer Veränderung entschlossen und diese umgesetzt? Wie haben Sie es gemacht? Was gab es für Hindernisse und wie haben Sie diese überwunden?“*

## Ansprechen persönlicher Stärken und Unterstützungsmöglichkeiten

*„Welche Stärken haben Sie, die Ihnen helfen können, die Veränderung umzusetzen? Wer könnte Sie dabei unterstützen?“*

## Brainstorming

*„Wenn Sie einmal alles, was Ihnen die Veränderung erleichtern könnte, aussprechen, so abwegig es auf den ersten Blick auch erscheinen mag: Was fällt Ihnen ein?“*

## Weitergabe von Informationen und Empfehlungen

*„Einige meiner Klienten haben diesen Weg eingeschlagen und sind damit erfolgreich gewesen.“*

## Umdeuten – Reframing

KLIENT: *„Ich bin so oft gescheitert.“*

BERATENDER: *„Diese Versuche haben nicht den vollen Erfolg gebracht. Für was, könnten Sie sich vorstellen, waren all diese Versuche gut? Welchen Nutzen können Sie daraus ziehen?“*

### Thematisieren hypothetischer Änderungen

*„Nehmen wir einmal an, Sie hätten Ihr Ziel erreicht und schauen auf die Zeit der Veränderung zurück: Was hat den Ausschlag gegeben, dass Sie es geschafft haben? Wie haben Sie es hingekriegt?“*

## 4.3.2 Praxisbeispiele

Klient: *„Ich kann diese blöde Reha-Maßnahme einfach nicht mehr weitermachen. Ich schaffe es einfach nicht. Ich breche jetzt ab.“*

Beraterin: *„Sie sind schon einige Wochen hier. Ich finde es beeindruckend, dass Sie trotz der Schwierigkeiten bisher nicht abgebrochen haben. Sie machen es auch wirklich gut. Wie haben Sie denn bisher durchgehalten?“* (Würdigung, persönliche Stärken)

Klient: *„Na ja, bisher hatte ich immer noch genug Zeit, um mich zu erholen. Jetzt wird diese aber immer weniger.“*

Beraterin: *„Was hat Sie denn bisher dazu gebracht, nicht aufzugeben?“* (evokatives Fragen)

Klient: *„Ich habe meinen Eltern versprochen, diese Reha hier durchzuziehen. Und eigentlich hatte ich mir auch vorgenommen, bevor ich wieder in den Beruf einsteige, wirklich richtig fit zu sein. Und wenn ich mir mal was vorgenommen habe, dann ziehe ich das schon durch.“*

Beraterin: *„Eigentlich sind Sie also jemand, der nicht so leicht klein beigibt.“* (Reframing, persönliche Stärken)

Klient: *„Nein, bin ich nicht, wäre ja auch echt peinlich, mein Versprechen zu brechen. Aber das hier ist echt stressig. Früher in der Schule hatte ich das Gefühl, ich packe das mit dem Lernen, aber jetzt hören die Aufgaben gar nicht mehr auf.“*

Beraterin: *„Sie haben damals den Abschluss geschafft. Was hat es Ihnen denn damals erleichtert?“* (Exploration früherer Erfolge)

Klient: *„Ich hatte ein paar Freunde, mit denen ich zusammen gekickt habe, und wir haben auch immer die Hausaufgaben zusammen gemacht, bevor wir zum Training sind. Das war dann schon echt was anderes.“*

Beraterin: *„Wissen Sie, viele meiner Klienten sagen mir, dass es ihnen schwerfällt, in so kurzer Zeit Freundschaften zu schließen, weil sie ja hier noch keinen kennen. Und viele sagen auch, dass die Freunde zu Hause wichtiger sind als diejenigen hier. Das kann ich gut nachvollziehen. Wenn Sie jetzt mal so auf die Schulzeit zurückblicken, können Sie von dem, was Ihnen damals geholfen hat, etwas auf Ihre aktuelle Situation übertragen?“* (Weitergabe von Informationen)

KLIENT: *„Na ja, ich bräuchte schon so etwas wie die Kumpels vom Fußball damals, etwas, was ich einfach mal aus Spaß machen kann, und nicht immer nur Druck und Leistung. Da könnte ich einfach mal Dampf ablassen."*

BERATERIN: *„Dann lassen Sie uns doch mal gemeinsam überlegen, welche Freizeitangebote wir für Sie haben. Das wäre übrigens auch eine ganz gute Idee, um mit anderen in Kontakt zu kommen. Lassen Sie uns doch mal alles zusammentragen, was uns einfällt, egal, wie realistisch oder unrealistisch das auf den ersten Blick erscheinen mag."* (Brainstorming)

**ÜBERSICHT**

„Es ist besser, ein einziges kleines Licht anzuzünden, als die Dunkelheit zu verfluchen."

(Konfuzius)

Zuversicht erwächst aus der Erfahrung, Dinge bewältigen zu können, und aus der sozialen Unterstützung. Neben Fertigkeiten und Techniken, die Klienten selbst mitbringen oder von anderen vermittelt bekommen, helfen positive emotionale Signale und Lob. Auch hier gilt es, den Gesprächsanteil zu erhöhen, der von der positiven Veränderung geprägt ist. Hilfreiche Techniken können sein:

- Würdigung
- Evokatives Fragen
- Rückblick auf vergangene Erfolge
- Ansprechen persönlicher Stärken und Unterstützungsmöglichkeiten
- Brainstorming
- Weitergabe von Informationen und Empfehlungen
- Umdeuten – Reframing
- Rating der Zuversicht

## 4.3.3 Übungen

### Theoretische Übungen

Achten Sie auf den emotionalen Inhalt folgender Rede bzw. folgender Aussagen. Durch welche Äußerungen und Stilmittel wird Zuversicht vermittelt?

„Amerika, wir sind so weit gekommen. Wir haben so viel gesehen. Dennoch ist noch so viel mehr zu tun. So lasst uns heute Abend fragen, ob unsere Kinder leben sollen, um das nächste Jahrhundert zu sehen, ob meine Töchter so glücklich sein werden, so lange zu leben wie Ann Nixon Cooper, welchen Wandel werden sie dann erleben? Welchen Fortschritt werden wir dann gemacht haben?

Dies ist unsere Chance, auf diesen Ruf zu antworten. Das ist unser Augenblick. Das ist unsere Zeit, unser Volk zurück zur Arbeit zu bringen und Chancen für unsere Kinder zu eröffnen, Wohlstand wiederherzustellen und die Sache des Friedens voranzubringen, den amerikanischen Traum zurückzugewinnen und diese fundamentale Wahrheit zu bekräftigen, dass wir aus vielen heraus eins sind, dass wir hoffen, während wir atmen. Und wenn wir auf Zynismus und Zweifel stoßen und auf diejenigen, die sagen, wir können das nicht, dass wir dann mit jenem zeitlosen Glauben antworten, der den Geist eines Volkes zusammenfasst: Ja, wir schaffen das. (Yes we can)"

(Quelle: Ausschnitt aus der Rede von Barak Obama am Tag des Amtsantritts im November 2008; einzusehen unter: ↗ http://www.rhetorik-netz.de/rede-barack-obama-yes-we-can)

„Wenn du es bis jetzt noch nicht gefunden hast, suche weiter. Gib nicht auf. Wie bei allen Herzensangelegenheiten wirst du es merken, wenn du es gefunden hast. Und wie jede großartige Beziehung, wird es von Jahr zu Jahr immer besser und besser."

„Habt den Mut, Eurem Herzen und Eurem Gefühl zu folgen, denn die wissen bereits, was ihr wirklich werden wollt."

„Menschen, die verrückt genug sind, zu denken, sie könnten die Welt verändern, sind diejenigen, die es auch tun."

(Quelle: Zitate von Steve Jobs, einzusehen unter: ↗ https://www.der-bank-blog.de/10-motivierende-zitate-von-steve-jobs/zitate/)

„Der Zweifel raubt uns, was wir gewinnen könnten, wenn wir nur wagen würden."

(William Shakespeare)

Ein Raucher kommt wenige Tage nach Beendigung des Rauchens zu Ihnen und berichtet Ihnen von massiven Schwierigkeiten. Er habe starkes Rauchverlangen, könne sich nicht ablenken und habe große Angst, wie bei den vorherigen Rauchstoppversuchen, wieder mit dem Rauchen zu beginnen.

Benennen Sie bitte Antwortmöglichkeiten auf die Aussage des Klienten:

*„Ich schaffe es nicht! Es ist wie vorher auch: Ich werde wieder rückfällig.“*

- Würdigung:

  ______________________________________________

- Rückblick auf vergangene Erfolge:

  ______________________________________________

- Umdeuten – Reframing:

  ______________________________________________

- Thematisieren hypothetischer Änderungen:

  ______________________________________________

- Ansprechen persönlicher Stärken und Unterstützungsmöglichkeiten:

  ______________________________________________

- Evokatives Fragen:

  ______________________________________________

- Rating der Zuversicht:

  ______________________________________________

- Brainstorming:

  ______________________________________________

- Weitergabe von Informationen und Empfehlungen:

  ______________________________________________

## Übungsvorschläge für die Praxis

Lassen Sie sich von einem guten Freund oder Kollegen die Umsetzung eines anspruchsvollen Vorhabens schildern, zum Beispiel das Erreichen eines Trainingsziels im Sport, das Managen eines schwierigen Projektes, ein Bauvorhaben oder Ähnliches. Fokussieren Sie einmal Ihre Aufmerksamkeit und Ihr Zuhören auf die Probleme während des Projektverlaufes, indem Sie hier genau nachfragen und sich detailliert die Schwierigkeiten schildern lassen. Fokussieren Sie im weiteren Gesprächsverlauf oder bei einem zweiten Durchgang Ihre Aufmerksamkeit und Ihre Nachfragen auf die positiven Entwicklungen, auf das, was erreicht wurde. Vergleichen Sie beide Gespräche miteinander hinsichtlich der Atmosphäre des Gespräches und der Richtung, die das Gespräch nahm, bzw. hinsichtlich des Resultates.

### Anwendung in der Praxis

Führen Sie bei unterschiedlichen Klienten einmal ein Rating der Wichtigkeit der Verhaltensänderung (vgl. Abbildung 4.2) und einmal ein Rating der Zuversicht bezüglich der Verhaltensänderung (vgl. Abbildung 4.3) durch. Identifizieren Sie dadurch Klienten, die hoffnungsvoll, eventuell auch selbstüberschätzend sind, jedoch in puncto Motivation zur Veränderung Hilfe brauchen, im Kontrast zu Klienten, die ausreichend motiviert sind, denen allerdings die Selbstsicherheit fehlt. Achten Sie bewusst bei „schwierigen Klienten", die mit vielen Problemen zu Ihnen kommen, darauf, die positiven Entwicklungen zu würdigen. Und sei es nur die Tatsache, dass der Klient Sie aufsucht, um Ihnen von seinen Problemen zu erzählen. Notieren Sie sich am Ende der Stunde diejenigen Techniken, die Sie zum Vermitteln von Zuversicht angewandt haben.

## 4.4 Sustain Talk und Umgang mit Dissonanz

Wie kommt es, dass einige Menschen gegen Veränderungen argumentieren, die vernünftigerweise angestrebt werden sollten, und für logische Argumente nicht zugänglich sind?

Die Fähigkeit, eine Motivation zur Verhaltensveränderung zu entwickeln und längerfristig wahrzunehmen, ist in jedem Menschen vorhanden. Bewerten Menschen anstehende Veränderungen als unrealistisch, nicht erreichbar oder auch als nicht wünschenswert, entwickeln sie wenig bis gar keine intrinsische Motivation. Damit ist das Vollziehen einer Veränderung zum einen abhängig vom individuellen Vergleich des eigenen Ist-Zustandes mit dem erwünschten Soll-Zustand, zum anderen auch von einer Bewertung der persönlichen Ziele und Wertvorstellungen bzw. der zugrunde liegenden Ressourcen und der Möglichkeiten, Veränderung erreichen zu können. Externe Versuche, diese Verhaltensveränderungen herbeizuführen bzw. diese durch Anreize attraktiver zu gestalten (extrinsische Motivation), können paradoxerweise dazu führen, dass der Wunsch nach Veränderung abnimmt. Es konnte nachgewiesen werden, dass ein unangenehmer, aversiver Zustand zur Reaktanz führen kann, wenn sich Menschen in ihrer subjektiven Freiheit bedroht fühlen (Brehm

& Brehm 1981). Eine solche Reaktanz tritt nicht auf, wenn sich ein Beratender individuell unterstützend, also evozierend verhält.

Wichtig ist, dass der Begriff „Widerstand“ im Rahmen einer Veränderung zunächst genauer betrachtet wird. Zum einen handelt es sich dabei um einen normalen Teil der Ambivalenz. In der dritten Auflage der Motivierenden Gesprächsführung von Miller und Rollnick (2013) wurde dafür der Begriff Sustain Talk eingeführt. Bei einer zugrunde liegenden (normalen) Ambivalenz gegenüber der Verhaltensänderung spricht immer eine Seite für und eine Seite gegen die Veränderung. Diesen „Widerstand“ (Argumente kontra Veränderung, also: Sustain Talk) gilt es als normalen Bestandteil der Ambivalenz zu betrachten, herauszuarbeiten und anzuerkennen. Das Erleben und das Bewusstwerden des Sustain Talk sind für den Klienten wichtig und eine Chance zur Veränderung. Da der früher verwendete Begriff „Widerstand“ aber einen eher pathologischen Prozess implizierte, wurde er mit den Begriffen Sustain Talk und dem nun folgenden Begriff Dissonanz *(Discord)* ersetzt.

Dissonanz (von lateinisch dis = „unterschiedlich“ und sonare = „klingen“) benennt den Widerstand, der *kein normaler Anteil* der Ambivalenz ist. Miller und Rollnick haben diesen Begriff absichtlich aus dem Musikbereich übernommen, wo er einen nicht harmonischen Klang bezeichnet und es mindestens zwei unterschiedliche Stimmen / Töne bedarf, um eine Dissonanz zu erzeugen. Dies deutet im übertragenen Sinne darauf hin, dass der Klient nicht mit eigenen Pro- und Kontra-Argumenten kämpft (wie bei der Ambivalenz), sondern sich in seiner subjektiven Freiheit von außen bedroht fühlt. Dies kann geschehen, wenn der Beratende nicht unterstützend am Prozess des Klienten beteiligt ist, sondern diesen unangemessen zu beeinflussen / zu forcieren versuchen, das Arbeitsbündnis zwischen Beratendem und dem Klienten also gestört ist. Der Klient und der Beratender sind damit nicht im Einklang, zwei unterschiedliche, wenn nicht sogar komplett gegensätzliche Stimmen sind stattdessen hörbar. Damit kann der „Widerstand“ ein „therapeuteninduziertes Problem“ sein. Dieses Phänomen kennen wir alle. Die wenigsten Menschen werden gerne von anderen auf ihre Fehler oder ihr Fehlverhalten hingewiesen. Je weniger in den Beziehungsaufbau investiert wurde oder je weniger einfühlend „der Finger in die offene Wunde“ gelegt wird, desto ablehnender wird die Reaktion ausfallen.

Haben Sie als Beratender jedoch eine gute Beziehung zum Klienten aufgebaut und arbeiten Sie mit reflektierendem Zuhören und Wertschätzung, wird es in der Beratung eher möglich sein, diese „offene Wunde“ gemeinsam und respektvoll zu betrachten und eine Lösung dafür zu evozieren. In der Bearbeitung der Ambivalenz können beim Klienten naturgemäß negative Affekte auftreten. Diese gilt es dann als Anteil der Ambivalenz, also als Sustain Talk, zu identifizieren und mit entsprechenden Techniken darauf zu reagieren, sodass der Klient zu einer Lösung finden kann.

## 4.4.1 Theorie

### Sustain Talk

Sustain Talk bezieht sich auf die Seite der Ambivalenz, die aus der Perspektive des Klienten gegen eine Veränderung spricht. Beispiele: der Raucher, der von der genussvollen Zigarette spricht; der Übergewichtige, der einfach gerne isst; oder der Herzkranke, der acht Wochen nach der OP eigenmächtig entscheidet, auf wichtige Medikamente zu verzichten, da es ihm ja jetzt wieder besser gehe.

Hier sprechen individuelle Gründe, die die Klienten bewusst oder unbewusst wahrnehmen, dafür, ein schädliches Verhalten aufrechtzuerhalten. Diese individuellen Gründe sind wichtig und müssen in die Beratung miteinbezogen werden. Der Beratungsprozess kann in seine nächste Phase übergehen, wenn der Sustain Talk immer mehr abnimmt und der Change Talk überwiegt (siehe Abschnitt 5.2). Allerdings: Nicht alle Gründe des Klienten müssen aufs Ausführlichste gehört bzw. aufgelöst werden. Die vom Klienten als wirklich wichtig eingestuften Gründe wird er unter Ihrer Anleitung benennen, und für diese ist eine Auflösung sinnvoll und hilfreich. Eruieren Sie als Beratender die Aspekte des Sustain Talks jedoch zu ausführlich, können Sie den Klienten in eine Problemfokussierung leiten.

In der (deutschen) dritten Auflage des Standardwerkes *Motivierende Gesprächsführung: Motivational Interviewing* (2013 / dt.: 2015) benennen Miller und Rollnick verschiedene Strategien im Umgang mit Sustain Talk. Diese entsprechen zum großen Teil auch den Strategien, die sie im „Umgang mit Widerstand“ in der zweiten Auflage benannt hatten. Wir haben uns entschieden, hier die neueste Einteilung darzustellen.

Neben den Reflexionen, die im Folgenden als Handwerkszeug aufgeführt sind, können Sie im Umgang mit Sustain Talk auch strategische Reaktionen (siehe Seite 119 ff.) einsetzen.

### *Reflexionen*

Sie können verschiedene Arten der Reflexion anwenden. Alleine die Reflexion des Gesagten löst eine überprüfende Reaktion beim Klienten aus. Diesem automatischen Überprüfungsprozess folgt in der Regel eine entsprechende Neubewertung und ggf. Berichtigung, sofern notwendig (siehe Abschnitt 3.4). Dadurch wird ein Selbsterkenntnisprozess eingeleitet, der bereits Veränderungssprache und Change Talk evozieren kann:

Klientin: *„Die letzte Woche war echt besch… Wie in alten Zeiten. Als hätte ich nichts gelernt. Ich habe echt alles versemmelt.“*
Berater: *„Sie sagen also, es ist alles umsonst gewesen.“*

KLIENTIN: *„Nein, so kann man das auch wieder nicht sagen. Ich habe ja schon einiges erreicht – davor* (vor dieser letzten Woche)."

In der **direkten Reflexion** (zweite Auflage *Motivierende Gesprächsführung:* einfaches Widerspiegeln) können Sie durch eine Wiederholung des Gesagten in ähnlichen Worten einen Selbsterkenntnisprozess beim Klienten einleiten:

KLIENT: *„Ich kann mir nicht erklären, warum ich durch das Rauchen nun einen Herzinfarkt bekommen haben soll."*
BERATERIN: *„Das Rauchen schadet Ihrem Herzen nicht."*
KLIENT: *„Na ja, gesund ist es ja auch nicht, das ist mir schon klar."*

Mit einer **erweiterten Reflexion** (zweite Auflage *Motivierende Gesprächsführung:* überzogenes Widerspiegeln) wird das Gesagte des Klienten zugespitzt formuliert. Diese leichte „Übertreibung" oder Verstärkung des Gesagten sorgt dafür, dass die Ambivalenz des Klienten verstärkt wird. Der Klient korrigiert quasi automatisch diese pointierte Aussage des Beratenden. Konkret gesagt: Übertreiben Sie die Aussage in eine verhaltensmanifestierende Richtung, wird der Klient reagieren, indem er diese Aussage wieder abschwächt. Er wird also automatisch in Richtung Change Talk argumentieren:

KLIENT: *„Wenn ich es schaffe, täglich nur noch zwei Bier zu trinken, dann wird alles wieder gut, dann kann ich auch wieder arbeiten gehen."*
BERATER: *„Dann müssen Sie sich um nichts mehr Sorgen machen. Ihnen geht es dann wieder rundum gut."*
KLIENT: *„Na ja, rundum gut würde ich das dann wahrscheinlich noch nicht nennen. Da gibt es dann schon noch ein paar Dinge, die ich ändern müsste bis dahin …"*

Die dritte Variante der Reflexion ist die **zweiseitige Reflexion** (zweite Auflage *Motivierende Gesprächsführung:* Widerspiegeln der Ambivalenz). In dieser Form der Reflexion bringen Sie als Beratender aktiv den Change Talk mit in die Wiederholung ein, sofern dieser vom Klienten im Vorfeld bereits geäußert wurde. Diese Technik können Sie insbesondere dann anwenden, wenn der Klient zuvor Change Talk benannt hat, sich dann jedoch immer mehr in den Sustain Talk hineinredet. Sie spiegeln sozusagen aktiv die vom Klienten zuvor geäußerte Ambivalenz. Dies kann dann zur Unterbrechung der momentanen Problemfokussierung beim Klienten führen. Dabei ist es hilfreich, zunächst den Sustain Talk und erst dann den Change Talk in Ihrer Reflexion zu benennen. Ebenso ist es wichtig, diese beiden Seiten der Ambivalenz neutral und als gleichwertig gegenüberzustellen, den Sustain Talk also nicht abzuwerten. Dies erreichen Sie, indem Sie auf das entzweiende bzw. bewertende Wörtchen „aber" verzichten. Verwenden Sie stattdessen ein verbindendes Wort wie „zugleich" oder „und":

Berater: *„Sie haben durch den Alkohol immer wieder Momente, in denen Sie all Ihre Sorgen vergessen können, aber Sie merken auch, dass er Ihnen nicht guttut …“*

Oder:

Berater: *„Sie haben durch den Alkohol immer wieder Momente, in denen Sie all Ihre Sorgen vergessen können, zugleich merken Sie immer wieder, dass er Ihnen nicht guttut.“*

Chefin: *„Sie haben das Projekt wirklich gut geleitet, aber die Qualität der Arbeit war nicht ganz so, wie ich mir das vorgestellt hatte …“*

Oder:

Chefin: *„Sie haben das Projekt gut geleitet. Zugleich war die Qualität der Arbeit nicht ganz so, wie ich sie mir vorgestellt hatte …“*

Klient: *„Das ist einfach so schwierig für mich. Ich hab schon so viel versucht, mein Gewicht zu reduzieren. Damit bin ich echt durch. Eigentlich hab ich schon alles versucht. Bin von Hinz zu Kunz gerannt, hab jeden Firlefanz ausprobiert. Von Diäten über Kuren über Fasten hin zu anderen Hilfsmitteln … Und nichts hat geholfen! Ich esse echt nicht viel, aber ich krieg mein Gewicht nicht runter … Ich habe jetzt echt keine Lust mehr auf den ganzen Schrott …“*

Berater: *„Ihre bisherigen Versuche, Ihr Gewicht zu reduzieren, waren für Sie sehr frustrierend. Zugleich sind Sie es immer wieder angegangen, da es für Sie ein wichtiges Thema ist.“*

Klient: *„Ja klar, toll ist es nicht, so viele Kilos mit sich rumzuschleppen …“*

### *Strategische Reaktionen*

Neben den Reflexionsstrategien gibt es weitere Techniken, wie auf Sustain Talk reagiert werden kann. Die strategischen Reaktionen lassen sich in folgende Techniken unterteilen:

- Betonung der persönlichen **Autonomie** (2. Auflage *Motivierende Gesprächsführung:* Herausstellen der persönlichen Wahlfreiheit)
- **Reframing** (2. Auflage *Motivierende Gesprächsführung:* gleich benannt)
- **Zustimmende Wendung** (2. Auflage *Motivierende Gesprächsführung:* Zustimmung mit einer Wendung)
- **Schwung holen**
- Sich **auf die Seite des Klienten stellen** (2. Auflage *Motivierende Gesprächsführung:* Konform gehen)

Mit der **Betonung der persönlichen Autonomie** stellen Sie immer wieder die Wahlfreiheit des Klienten in den Vordergrund. Selbstverständlich ist es immer die Entscheidung eines Einzelnen, ob er etwas ändern möchte oder nicht. Sie werden sich fragen: Können wir Experten die Entscheidung darüber, ob der Klient die für ihn absolut notwendige Therapie durchführt oder nicht, tatsächlich so einfach ihm selbst überlassen? Es ist doch gut für ihn, seine Tabletten zu nehmen / abzunehmen / aufzuhören zu trinken / seine Familie nicht mehr zu vernachlässigen ...! Und schon sind wir wieder in der Bewertung der Situation und in der Wahrnehmung unserer eigenen Ansichten. Dies gilt es als Beratender immer wieder zu prüfen. Selbstverständlich dürfen wir eine Expertenmeinung haben. Diese Meinung verändert, berücksichtigt oder beeinflusst zunächst jedoch nicht die willentliche Umsetzung von Zielen und Motiven, die Volition des Klienten. Im Gegenteil: Zu Beginn stehen diese beiden oft konträr zueinander. Und selbstverständlich können wir den Klienten nicht zwingen, regelmäßig seine Tabletten zu nehmen, auch wenn wir wissen, dass diese wichtig und oft genug lebensnotwendig für ihn sind. Auch hier ist der Schlüssel wiederum die Selbsterkenntnis des Klienten. Und gerade diese Selbsterkenntnis kann nur wachsen, wenn wir dem Klienten genügend Autonomie, genügend Selbsterfahrungsraum geben. Zeigen Klienten im Sustain Talk, dass Ihre Autonomie gefährdet ist oder sie davon mehr brauchen, ist dies bereits ein Hinweis auf die Lösung der Situation: Gestatten Sie dem Klienten seine Autonomie, betonen Sie diese bzw. geben Sie ihm diese wörtlich zurück, dann können Sie in der Regel gut mit ihm weiterarbeiten. Der Klient sollte im gesamten Beratungsgespräch immer wieder erfahren, dass er ausschließlich angeleitet wird, seine eigenen Entscheidungen zu treffen. Dies verhindert im Allgemeinen dann bereits, dass der Klient Sustain Talk in Bezug auf seine Autonomie zeigt.

### *Ja, aber ...*

Folgende Formulierungen vonseiten der Beraterin sind beispielhaft, wenn der Klient nach mehr Autonomie verlangt:

- *„Ich werde Sie zu nichts zwingen. Es ist Ihre Entscheidung, welchen Themen wir uns zuwenden."*
- *„Selbstverständlich bestimmen Sie, in welche Richtung Sie gehen möchten."*
- *„Das kann Ihre Familie für Sie nicht entscheiden. Sie alleine dürfen entscheiden, wie es weitergehen soll."*

Natürlich hat die Autonomie der Klienten auch Grenzen. Hier spielt zum Beispiel das zugrunde liegende Krankheitsbild eine Rolle. Haben wir einen hochgradig depressiven Klienten, der als suizidal eingestuft werden kann, gebietet uns unsere Fürsorgepflicht, alles zu tun, um einen drohenden Selbstmord abzuwenden.

Und nicht zuletzt institutionelle bzw. rechtliche Rahmenbedingungen setzen der Autonomie des Einzelnen Grenzen. Diese sind in den unterschiedlichen Beratungssettings selbstverständlich zu berücksichtigen. Nehmen Sie das Beispiel eines Vorgesetzten in einem Mitarbeitergespräch:

VORGESETZTER: *„Ja, Herr M., über Ihre Arbeitsleistung haben wir nun ausführlich gesprochen. Ein Punkt ist jedoch noch offen. In den letzten Monaten ist es immer häufiger vorgekommen, dass Sie die Arbeitszeiten nicht einhalten. Ich hatte Sie in den letzten Wochen mehrfach darauf aufmerksam gemacht. Sie kennen unsere Regeln, dass die Gleitzeit eingehalten werden muss. Wenn Sie Ihre Zeitauflistung anschauen, sehen Sie, dass Sie in den letzten vier Monaten insgesamt 22-mal die Mindestarbeitszeiten nicht erfüllt haben. Können Sie mir erklären, was da los ist?“*

MITARBEITER: *„Na ja, ich arbeite ja ziemlich effektiv und andere brauchen wesentlich länger für ihre Arbeit. Gerade im Kundenkontakt geh ich viel besser auf die zu und schaff es auch viel schneller, die Kunden zu bedienen. Ich quatsche auch nicht so viel mit Kollegen und nutze meine Arbeitszeit besser. Und in den letzten Monaten, die Sie ansprechen, musste ich mich halt auch um meine Mutter kümmern. Aber das wissen Sie ja, das habe ich Ihnen ja schon gesagt, dass meine Mutter nicht mehr alleine kann. Ich bin ihr einziger Sohn, also erledige ich das jetzt halt alles für sie. Das schaffe ich halt nicht immer nach der Arbeit. So eine alte Frau kann nicht einfach acht Stunden warten. Und da ich ja eh besser arbeite als die anderen, gleicht sich das ja so auch wieder aus.“*

Aus Sicht des Mitarbeiters sind das verständliche Gründe, die Arbeitszeiten flexibler gestalten bzw. kürzen zu wollen, gerade wenn er in der Eigenwahrnehmung davon ausgeht, besser als die anderen zu arbeiten. Doch wie fällt die Fremdwahrnehmung aus? Zudem hat der Vorgesetzte klare Vorgaben, die für alle Mitarbeiter zu gelten haben: Vorgegebene Arbeitszeiten sind einzuhalten. Als Vorgesetzter sind Sie nun in der Verpflichtung, die institutionellen Regeln achtend und vertretend, eine Lösung zu finden. Hier klingt wieder das Spannungsfeld zwischen Autonomie und Direktivität an, das in Kapitel 7 weiter ausgeführt wird.

Durch das **Reframing** bieten Sie dem Klienten eine komplett neue Interpretation seiner Sichtweise an. Dadurch kann die starre (meist negative) Position des Klienten aufgelockert werden und unterschiedliche Ansichten sind möglich. Der Klient wird angeleitet, den unterschiedlichen Perspektiven und Möglichkeiten Raum zu geben und einen neuen Blickwinkel zu erkunden. Dieser sollte angesichts des Sustain Talks, den es zu beenden gilt, ressourcenorientiert gestaltet sein. Sie erweitern also eine ressourcenarme Sichtweise um weitere Ressourcen. Eine beengende negative Perspektive kann so zu einer befreienden positiven werden:

KLIENT: *„Meine Frau nörgelt ständig an mir rum!"*

BERATERIN: *„Ihre Frau macht sich große Sorgen um Sie. Es scheint Ihrer Frau nicht gleichgültig zu sein, was aus Ihnen wird."*

KLIENTIN: *„Ich kann das nicht, ich habe es wirklich versucht."*

BERATER: *„Das ist eine große Herausforderung für Sie."*

Bei der **zustimmenden Wendung** werden zwei Techniken gleichzeitig angewendet. Sie beinhaltet sowohl eine Reflexion des Sustain Talks wie auch ein Reframing. Dadurch führen Sie den Klienten behutsam an die neue Perspektive heran, da Sie zunächst nochmals seine Sichtweise würdigen und wiederholen. Dabei sollte die neue Perspektive nicht besonders hervorgehoben, sondern „wie nebenbei" erwähnt werden. Hierbei sind die Feinheiten in der Kommunikation besonders wichtig:

KLIENT: *„Meine Frau nörgelt ständig an mir rum!"*

BERATERIN: *„Es belastet Sie, dass Ihre Frau Sie dauernd für Ihr Trinkverhalten kritisiert. Ihre Frau ist Ihnen gegenüber sehr aufmerksam und merkt schnell, wenn Sie getrunken haben."*

Verharrt der Klient im Sustain Talk und zeigt keinen Change Talk, kann das **Schwung holen** ein Hilfsmittel darstellen. Gehen Sie zunächst ausführlich auf die Argumente des Klienten ein, die für das Beibehalten des gewohnten Verhaltens sprechen. Sie führen den Sustain Talk also aktiv herbei und erkunden dessen Motive. Sollte sich herausstellen, dass der Klient tatsächlich keine Ambivalenz empfindet, bedeutet dies, dass Sie an einem anderen Punkt ansetzen müssen (vgl. auch Abschnitt 2.4.3, „Verstärkung von Diskrepanzen"):

KLIENT: *„Meine Frau nörgelt ständig an mir rum!"*

BERATERIN: *„Es belastet Sie, dass Ihre Frau Sie dauernd für Ihr Trinkverhalten kritisiert. Was passiert in solchen Situationen?"*

**Sich auf die Seite des Klienten stellen** (2. Auflage *Motivierende Gesprächsführung:* konform gehen)

Eine weitere Technik, mit der einem Klienten mit ausführlichem und andauerndem Sustain Talk begegnet werden kann, ist, dem Klienten und seiner Perspektive beizupflichten bzw. zuzustimmen. Sie stellen sich sprichwörtlich an die Seite des Klienten, nehmen seine Ansicht als gegeben, ohne weitere Perspektivenmöglichkeiten zu berücksichtigen. Sie reflektieren, hören aktiv zu und bleiben dabei jedoch im Sustain Talk des Klienten:

KLIENT: *„Meine Frau nörgelt ständig an mir rum!“*
BERATERIN: *„Das ist in Ihrer Situation sehr schwierig, dass zu aller Belastung auch noch Ihre Frau auf Ihnen herumhackt.“*

Die oben genannten Techniken sind in der Phase des Sustain Talks hilfreich für den Umgang des Beratenden mit „normaler“ Ambivalenz im Zuge der Verhaltensänderung. Im nächsten Abschnitt soll nun das Handwerkszeug dargestellt werden, um als Beratender auf tatsächliche Dissonanz, also auf eine Disharmonie zwischen Ihnen und dem Klienten eingehen zu können.

## Dissonanz

### *Warnzeichen für Dissonanz*

Im Beratungsverlauf können unterschiedliche Warnzeichen auftreten, die auf Dissonanz hindeuten. Miller und Rollnick (2013) benennen vier unterschiedliche Klientensignale als klare Anzeichen einer Dissonanz:

1. das Verteidigungsmanöver,
2. das Offensivmanöver,
3. das Unterbrechen und
4. die Distanzierung des Klienten.

- **Das Verteidigungsmanöver.** Hier reagiert der Klient in der Beratung mit einer Verteidigung seiner Person oder seines Verhaltens. Durch Bagatellisierungen, Schuldzuweisungen und Rechtfertigungen versucht er, seine Selbstachtung zu wahren. Die Grundwerte der Motivierenden Gesprächsführung (Achtsamkeit, Wertschätzung, Autonomie und Evokation) sind für den Klienten in diesem Moment nicht spürbar.
  Bagatellisierung: *„Da gibt es ja andere, denen geht es viel schlechter …“*
  Schuldzuweisung: *„Daran ist nur mein Mann schuld!“*
  Rechtfertigung: *„Ich würde ja gerne, aber …“*
- **Das Offensivmanöver.** Hier zeigt der Klient verbal am deutlichsten, dass die Arbeitsbeziehung zum Beratenden gestört ist. Er ernennt diesen hier auch verbal zum Gegner, sodass der Beratende in eine Oppositionsposition gerät (– dies kann geschehen, auch ohne dass der Klient in seinen Formulierungen deutlich in Opposition geht).
  *„Das können Sie ja nicht verstehen, Sie haben das ja noch nicht erlebt.“*
  *„Ich bin Ihnen ja sowieso nicht wichtig.“*
  *„Das ist einfach alles viel zu schwierig für mich.“*

- **Das Unterbrechen.** Anzeichen hierfür sind wiederholte Unterbrechungen durch den Klienten. Auffallend ist dies insbesondere dann, wenn die Unterbrechungen bisher nicht den normalen Gesprächsstil des Klienten dargestellt haben.
- **Die Distanzierung.** Das letzte Signal für Dissonanz schließlich stellt die Distanzierung dar. Verabschiedet sich der Klient spürbar aus dem Beratungsprozess, sollte der Beratende die Arbeitsbeziehung auf den Prüfstand stellen. Miller und Rollnick weisen hier auch auf die Relevanz von kulturellen Unterschieden für die Gesprächsführung hin. Diese kulturellen Besonderheiten, die Formulierungen und / oder das nonverbale Verhalten des Klienten betreffen, sind natürlich während des gesamten Prozesses zu beachten.

### *Entstehungsprozess*

Dissonanz kann in allen Phasen des Beratungsprozesses entstehen. Je besser Ihnen als Beratendem der Beziehungsaufbau zum Klienten gelungen ist, desto geringer ist die Wahrscheinlichkeit, dass im Folgenden Dissonanz entstehen wird.

Tritt sie dennoch auf, könnten Sie als Beratender einen maßgeblichen Anteil an der Entstehung haben. Werden Sie im Prozess unaufmerksam, was an unterschiedlichsten persönlichen Gründen liegen kann (Krankheit, Müdigkeit etc.), registriert dies der Klient und der Beratungsprozess kann dadurch negativ beeinflusst werden. Des Weiteren wird der Klient mit Dissonanz reagieren, wenn Sie den bisherigen Kontext der Evokation verlassen und die Position des Fürsprechers für eine Veränderung übernehmen. Neben den oben genannten Signalen für Dissonanz, die vom Klienten ausgehen, ist es auch möglich, dass Sie bei sich somatische Signale wahrnehmen, die auf Unstimmigkeiten in der Beziehung zum Klienten hindeuten. Nicht zuletzt das Gefühl, sich mit dem Klienten in einem verbalen Schlagabtausch zu befinden, ist ein klares Zeichen für eine gestörte Arbeitsbeziehung.

Dissonanz kann jedoch auch durch den Klienten verursacht werden. Kommt dieser emotional belastet und aufgewühlt zu Ihnen, vielleicht noch unter Druck oder Zwang, ist es zu Beginn sicher eine größere Herausforderung, eine gute Arbeitsbeziehung herzustellen. Insbesondere, da die Klienten unter einer solchen Belastung unterschiedlich reagieren und diese auch unterschiedlich äußern. Auch können Beratende zu Beginn der Beziehung mit an sich einfachen oder objektiv harmlosen Worten Assoziationen im Klienten hervorrufen, die diesen dann in eine für Außenstehende nicht erklärbare Verteidigungshaltung bringen. Gerade hier stellt die Motivierende Gesprächsführung einen wirkungsvollen Ansatz dar, dem Klienten wertschätzend und akzeptierend zu begegnen. Auch das Kommunikationsmodell von Schulz von Thun ist in diesem Fall sehr hilfreich (siehe Abschnitt 3.4.1).

Im Prozess der Fokussierung ist es wichtig, die Prioritäten des Klienten in der Bearbeitung seiner unterschiedlichen Anliegen zu berücksichtigen. Die vom Klienten favorisierte Reihenfolge kann durchaus zum Beispiel von der institutionellen Ausrichtung eines Krankenhauses oder Beratungszentrums abweichen. Wird die Priorisierung des Klienten jedoch nicht berücksichtigt und damit nicht ernst genommen, ist eine Dissonanz wahrscheinlich.

In der Evokation schließlich kann Reaktanz entstehen, wenn der Klient den Prozess nicht in seinem Tempo, unter Berücksichtigung seiner Argumente und Anliegen und in der für ihn notwendigen Ausführlichkeit erfahren kann. Versuchen Sie den Prozess zu früh in die Planung zu überführen und ohne dass die Evokation für den Klienten abgeschlossen ist, führt auch dies zu Dissonanz. Das Gleiche gilt für den Planungsprozess. Verlieren wir hier als Beratender aus den Augen, dass der Klient die Planung kooperativ mitgestalten muss, ist auch in diesem letzten Prozess der Beratung Dissonanz möglich.

### *Strategien im Umgang mit Dissonanz*

Sollte Dissonanz in den genannten Prozessen und aus den genannten Gründen entstehen, stehen unterschiedliche Strategien des Umgangs zur Verfügung: Zunächst ist das Innehalten die wichtigste Reaktion, schließlich die Reflexion und dann entweder eine Bitte um Entschuldigung, die Würdigung oder das Verschieben des Fokus.

Hierbei können die genannten unterschiedlichen Reflexionsarten beim Sustain Talk (siehe Abschnitt 3.4) hilfreich sein. Sollte der Klient zu erkennen geben, dass er sich durch Sie als seinem Beratenden verletzt fühlt, ist die Bitte um Entschuldigung sicherlich hilfreich, um die Autonomie des Klienten zu wahren und die Partnerschaftlichkeit wiederherzustellen:

Klientin: „*Also, das ist mir hier alles echt zu viel. Sie unterstellen mir ja geradezu, dass ich zu faul war, das zu erledigen. Sie wissen ja gar nicht, wie sich das anfühlt, alles alleine machen zu müssen.*“

Beratender: „*Bitte entschuldigen Sie, das war nicht meine Absicht, ich wollte Sie nicht verletzen.*“ (Hier sollte durch den Beratenden in der Kommunikation sichergestellt werden, dass die Klientin die Entschuldigung annehmen kann.)

Eine **Würdigung** kann eine ähnliche Funktion haben. Fühlt sich ein Klient angegriffen, kann sie dem Klienten helfen, dieses Gefühl wieder aufzulösen:

KLIENTIN: *„Also, das ist mir hier alles echt zu viel. Sie unterstellen mir ja geradezu, dass ich zu faul war, das zu erledigen. Sie wissen ja gar nicht, wie sich das anfühlt, alles alleine machen zu müssen."*
BERATER: *„Sie haben recht. Das weiß ich nicht. Es ist wichtig, dass Sie mir das mitteilen, dass es Ihnen hier nicht gut geht."*

Gleichzeitig kann es auch notwendig sein, nicht weiter auf das schwierige Thema einzugehen, welches der Dissonanz zugrunde liegt. Sie können also den **Fokus verschieben**:

KLIENTIN: *„Also, das ist mir hier alles echt zu viel. Sie unterstellen mir ja geradezu, dass ich zu faul war, das zu erledigen. Sie wissen ja gar nicht, wie sich das anfühlt, alles alleine machen zu müssen."*
BERATER: *„Es ist momentan sehr schwierig für Sie, die Pläne umzusetzen. Vielleicht sollten wir diese hintenanstellen und momentan eher darauf achten, wie Sie mit Ihren Ressourcen gut haushalten können."*

Alle genannten Techniken bauen auf den Grundhaltungen der Motivierenden Gesprächsführung auf: Partnerschaftlichkeit und Autonomie. Werden diese würdigend und konsequent angewandt, mit den bereits bekannten Techniken der Reflexion, stehen dem Beratenden viele Möglichkeiten zur Verfügung, um auf Dissonanz zu reagieren (vgl. auch Tabelle 4.2). Und zentral ist bei diesem Thema die Reaktion des Beratenden auf den Sustain Talk oder die Dissonanz in der Tat: Wird der Klient nicht – wie sonst so oft im Alltag – mit Belehrungen, Bevormundung, Unverständnis oder Druck konfrontiert, sondern erfährt stattdessen Akzeptanz, Reflexion und Wertschätzung, vermittelt ihm das „unvermeidbarerweise" eine andere Perspektive. Nicht umsonst sehen Miller und Rollnick im Sustain Talk und in der Dissonanz wichtige Chancen für Klient und Beratenden gleichermaßen. Erkennen auch wir die Reaktionen des Klienten als Chancen an, so können wir in unserer Beratung dazu beitragen, dass beide mit der Zeit abnehmen und schließlich in Change Talk übergehen können.

| Gründe für Sustain Talk | Mögliche Strategien |
|---|---|
| Beratender greift im Prozess vor. | Auf vorherigen Schritt zurückgehen |
| Beratender schätzt etwas falsch ein. | Erneut erkunden und reflektierendes Zuhören |
| Beratender argumentiert belehrend. | Rückkehr zum Evozieren, reflektierendes Zuhören |
| Beratender ignoriert die Selbstbestimmung. | Autonomie bestätigen, Betonung der persönlichen Wahlfreiheit |
| Beratender ergreift Partei für eine Seite der Veränderung. | Reflektierendes Zuhören, Fokus verschieben |
| Beratender gerät in die Etikettierungsfalle. | Umformulieren, Zustimmung mit einer Wendung |
| Beratender konzentriert sich zu früh auf etwas. | Neu evaluieren |
| Klient ist emotional aufgewühlt. | Reflektierendes Zuhören (Grund und Ausmaß eruieren) |
| Klient kommt unter Zwang zu Ihnen. | Reflektierendes Zuhören, Würdigung, Autonomie stärken |
| Klient reagiert auf einen Satz verletzt. | Reflektierendes Zuhören, Würdigung, um Entschuldigung bitten |

**Tabelle 4.2:** Strategien im Umgang mit Sustain Talk

„Aus Steinen, die einem in den Weg gelegt werden, kann man etwas Schönes bauen.“

(Johann Wolfgang von Goethe)

**Begreifen wir das Gesagte als Anzeichen für einen Zustand, können wir diesen eruieren und ihn verändern.**

### 4.4.2 Praxisbeispiele

#### Sustain Talk

KLIENT: *„Ich weiß ja, dass ich was ändern muss. Aber bei mir ist das schon speziell. Ich bin den ganzen Tag mit der Arbeit unterwegs, meistens auf Dienstreise, und da geht das mit dem Essen und Sporttreiben nicht so einfach. Essen kann ich dann meistens erst abends und Sport fällt ganz flach. Dazu komm ich mit Glück mal am Wochenende. Aber da wartet alles andere auf mich, was ich unter der Woche nicht schaffe."*

BERATERIN: *„Stimmt, das haben Sie ja erzählt, dass Sie einen Job haben, der Ihnen einerseits viel Freude bereitet, bei dem Sie andererseits jedoch sehr eingespannt sind. Lassen Sie uns doch unabhängig davon mal schauen, was für Veränderungsideen Sie schon beim Thema Essen haben."* (Zustimmung / Fokus verschieben)

KLIENT: *„Also, zu Hause ist das kein Problem. Ich erledige am Samstag immer den Wocheneinkauf und da gibt es dann am Wochenende auch viele frische Sachen. Aber ich sag Ihnen gleich, meinen Job wechseln werde ich nicht, nur damit ich mich gesünder ernähren kann. Der macht mir nämlich richtig Spaß."*

BERATERIN: *„Das wäre ein hoher Preis, einen Job, der Ihnen Freude bereitet, aufzugeben, nur um Ihre Essgewohnheiten zu ändern. Das kann niemand von Ihnen verlangen."* (übertriebene Reflexion)

KLIENT: *„Na ja, das wär ja schon etwas drastisch, so muss es ja nicht gleich sein. Da gibt es vielleicht noch andere Möglichkeiten."*

BERATER: *„Sollen wir gemeinsam schauen, wie diese aussehen könnten?"* (Erlaubnis einholen, OF)

KLIENT: *„Ja, das wäre sicherlich hilfreich, dies ein wenig zu planen. Am Wochenende geht es ja ganz gut, aber unter der Woche fällt mir da nicht viel dazu ein."*

BERATERIN: *„Erzählen Sie doch kurz, wie Sie das am Wochenende schaffen."* (OF)

KLIENT: *„Also, meist geh ich nach einem gemütlichen Frühstück auf den Markt und kaufe ein. Die ganzen frischen Sachen halt, und den Rest hol ich dann im Supermarkt bei mir um die Ecke. Aber viel ist das nicht, da ich ja den Rest der Woche unterwegs bin. Dann koch ich meist was, allein oder mit Freunden. Na, so zwei bis drei Mahlzeiten werden es dann schon. Und meist warme."*

#### Dissonanz

KLIENT: *„Ich weiß ja, ich muss aufhören zu rauchen, ich muss mich mehr bewegen, ich muss abnehmen, ich muss, ich muss ..."*

BERATERIN: *„Sie haben das schon zu oft gehört, was Sie alles müssen."* (erweiterte Reflexion)

KLIENT: *„Ja, und jetzt kommen Sie wieder mit der alten Leier."*

BERATERIN: *„Das ärgert Sie. Darf ich Sie fragen, was Sie denn wollen?“* (erweiterte Reflexion, OF)

KLIENT: *„Na, Sie sind ja witzig. Was werde ich wohl wollen?“*

BERATERIN: *„Erzählen Sie es mir?“* (OF)

KLIENT: *„Na klar wäre es schön, wenn ich nicht so viele Kilos auf den Rippen hätte. Aber ich kann es nun mal nicht ändern.“*

BERATERIN: *„Einerseits fänden Sie es schön, weniger zu wiegen, andererseits sind Sie frustriert, dass Sie es nicht beeinflussen können.“* (zweiseitige Reflexion)

KLIENT: *„Ja, wären Sie das denn nicht?“*

BERATERIN: *„Es ist für Sie wichtig, dass endlich mal jemand Ihre Situation versteht. Ich fände es schön, wenn Sie mir darüber berichten würden.“* (Zustimmung mit Wendung, OF)

KLIENT: *„Na, was gibt es schon zu berichten, es wissen immer alle, was ich tun soll. Das nervt.“*

BERATERIN: *„Sie haben recht. Sie alleine wissen, was gut für Sie ist, Sie alleine können entscheiden, was Sie tun wollen und was nicht.“* (Betonung der Autonomie)

KLIENT: *„Es ist ja nicht so, dass ich nichts tun will, ich habe ja schon einiges versucht, aber es hat halt nicht geklappt.“*

## 4.4.3 Übungen

### Theoretische Übungen

Wenden Sie an folgendem Satzbeispiel die unterschiedlichen in diesem Kapitel genannten Techniken an:

Aussage des Klienten: *„Mir geht es doch gut, ich brauche Ihre Hilfe nicht.“*

- Erweiterte Reflexion:

  ______________________________________________

- Zweiseitige Reflexion:

  ______________________________________________

- Autonomie betonen:

  ______________________________________________

- Reframing:

  ______________________________________________

- Zustimmung mit Wendung:

  ______________________________

- Schwung holen (Motiverkundung für Status quo):

  ______________________________

- Auf die Seite des Klienten stellen:

  ______________________________

- Um Entschuldigung bitten:

  ______________________________

- Würdigung:

  ______________________________

- Fokus verschieben:

  ______________________________

Bilden Sie einen oder mehrere eigene Sätze und überlegen Sie, wie Sie mit den unterschiedlichen Techniken reagieren könnten.

### Übungsvorschläge für die Praxis

1. Denken Sie zunächst an eine Situation, in der ein Klient / ein Bekannter im Sustain Talk bzw. in der Dissonanz war. Haben Sie so eine Situation vor Augen, dann versuchen Sie sich an einzelne Kontra-Argumente zu erinnern. Analysieren Sie diese dann mithilfe der vier Ebenen von Schulz von Thun (vgl. Abschnitt 3.4.1). Was können Sie auf der Sachebene, der Appellebene, der Beziehungsebene und der Selbstoffenbarungsebene hören?
2. Dies können Sie auch anhand von Filmen bzw. Videos von therapeutischen Settings einüben.
3. Achten Sie in Ihrem Klientengespräch darauf, wie Sie auf Sustain Talk und den Umgang mit der Dissonanz reagieren. Erkennen Sie eigene Rollen / Muster?
4. Fällt Ihnen der Umgang damit leicht oder reagieren Sie unterschiedlich?
5. Machen Sie sich auch hier einen Merkzettel und versuchen Sie, Ihre Selbstwahrnehmung zu automatisieren.

# 5. Über den Rubikon: der Moment der Entscheidungsfindung

Wie wird aus dem Zweifeln der frühen Veränderungsstadien ein Wollen und aus dem Abwägen der Entschluss, das Vorhaben in die Tat umzusetzen?

In jedem Veränderungsprozess kommt der Moment der Entscheidungsfindung und des Entschlusses, die Veränderung umzusetzen. Im Transtheoretischen Modell der Veränderung wird diese Phase als Aktionsphase bezeichnet. Im Rubikon-Modell erfolgt der Übergang von der vorbereitenden Phase der Abwägung und Motivation in die Phase der Planung und Vorbereitung durch das Überschreiten des Rubikon (vgl. Abschnitt 1.2.2).

Ab diesem Zeitpunkt ist das Zweifeln überwunden, und von nun an geht es um die Umsetzung, darum, wie aus der Motivation Volition wird. Jetzt gilt es, aus dieser abstrakten Motivation ein konkretes Ziel zu formulieren und dem Vorsatz Taten folgen zu lassen.

Zunehmend kann sich nun die Rolle des Beratenden in die eines begleitenden Coaches wandeln, Informationsvermittlung und auch die Evaluation des Prozesses sind neue Schwerpunkte. Trotzdem bleibt es in diesen Phasen immer noch eine wichtige Aufgabe des Beratenden, rückfallkritische Situationen und Rückfälle wahrzunehmen und im Sinne einer sicheren Handlungsplanung unterstützend zu reagieren.

Zu diesem Zeitpunkt sind auch Ansätze und Techniken, die nicht originär aus der Motivierenden Gesprächsführung nach Miller und Rollnik stammen, zulässig und können durchaus eine Bereicherung darstellen. Wir stellen hier einige Techniken vor, die unserer Erfahrung nach sinnvoll zu integrieren sind. Diese kommen vor allem aus dem Bereich der Unternehmensberatung oder des individuellen Coachings und dienen der Klärung und Strukturierung von Vorhaben. Die Grundprinzipien der Motivierenden Gesprächsführung bleiben natürlich weiterhin bestehen und entfalten ihre Stärke insbesondere in den Momenten, in denen der Klient zweifelt oder die Gefahr eines Rückfalls besteht.

## 5.1 Die Transformation: vom Wollen zum Handeln

Dieser magische Moment der Veränderung ist erkennbar am fast vollständigen Verschwinden von Äußerungen der Dissonanz. Allenfalls können noch gelegentliche Zweifel und Erinnerungen an vorausgegangene fehlgeschlagene Versuche auftreten. Demgegenüber dominiert eindeutig die selbstmotivierende Sprache. Hier sind es Aussagen aus dem Bereich des Commitments, die eine Veränderung ankündigen. Insbesondere Aussagen, die konkrete Schritte der Umsetzung ankündigen (Taking Steps), markieren Schlüsselelemente. Ich-Botschaften signalisieren die Übernahme der Verantwortung und ersetzen die Abhängigkeit von äußeren Bedingungen und anderen Personen. Selbstverpflichtende Aussagen kündigen die Umsetzung der Veränderung an. Entscheidend ist, dass der Handlungsmoment nicht mehr in die Zukunft geschoben wird, sondern unmittelbar bevorsteht:

- *„Jetzt werde ich es umsetzen."*
- *„Nächste Woche gehe ich in eine Klinik."*
- *„Wenn ich jetzt nicht aktiv werde, dann …"*
- *„Ich habe mir vorgenommen, …"*
- *„Ich werde es versuchen."*
- *„Es gibt jetzt kein Zurück mehr."*

### 5.1.1 Theorie

Sollte ein Klient bereits im ersten Gespräch Aussagen zur Veränderungsumsetzung machen, so kann angenommen werden, dass er in seinem Prozess der Veränderung weit fortgeschritten ist. Trotzdem lohnt es sich in diesem Fall, noch mal einen kurzen Exkurs zu Motiven, zur Reflexion der Ambivalenz, zu Diskrepanzen zwischen dem Jetzt und der Zukunft zu machen. Insbesondere wenn Klienten Erfahrungen mit früheren Veränderungsversuchen und möglichen Rückfällen gemacht haben, sollte auch bei motivierten Klienten diese Exploration erfolgen, um mögliche Risiken frühzeitig zu erkennen.

Auf Aussagen der bevorstehenden Veränderung kann der Berater durch offene evokative Fragen reagieren, die den Klienten auffordern, seine Vorstellungen von der konkreten Planung und Umsetzung darzulegen. Diese „Schlüsselfragen" leiten zu selbstverpflichtenden Aussagen der selbstmotivierenden Sprache *(Mobilizing Change Talk)* über:

- *„Wie soll es jetzt weitergehen?"*
- *„Was sind Ihre Ideen, wie Sie das umsetzen?"*
- *„Was sind Ihre Vorstellungen, was Sie dieses Mal anders machen werden?"*

- *„Wie machen wir jetzt weiter?"*
- *„Was kann ich tun, um Ihnen dabei zu helfen?"*

Aus den Antworten auf diese Fragen kann mittels der Basistechniken, der Techniken zur Verstärkung selbstmotivierender Sprache und zur Förderung von Hoffnung und Zuversicht eine Sammlung von Maßnahmen und schließlich ein konkreter Umsetzungsplan erstellt werden. Wie eingangs erwähnt, wird der Beratende in dieser Aktionsphase der Veränderung zu einem begleitenden Coach, der durch die Weitergabe von Informationen, Erfahrungen und Tipps den Klienten berät. Es gelten jedoch weiterhin die Grundprinzipien der Motivierenden Gesprächsführung. Die wertschätzende Gesprächsatmosphäre und das evokative Arbeiten mit den intrinsischen Vorstellungen und Erfahrungen des Klienten bleiben zentrale Elemente der Arbeit. In dieser Phase können jedoch auch zunehmend Informationen von außen an den Klienten vermittelt werden. So kann dieser von Erfahrungsberichten anderer Klienten, der Weitergabe von Informationsmaterial durch Selbsthilfebroschüren oder Internetseiten und dem Expertenwissen des Beraters profitieren.

Unrealistische Pläne und Vorstellungen können ein hohes Rückfallrisiko bergen. In dieser fortgeschrittenen Phase der Veränderung kann ein Berater empathisch-konfrontativ das Risiko benennen und dadurch trotz nicht übereinstimmender Positionen authentisch sein, ohne die Beziehung zum Klienten zu gefährden.

## 5.1.2 Praxisbeispiele

Herr S. ist Mitte 40 und selbstständiger Kfz-Mechaniker, der wegen seines Asthmas vom Hausarzt behandelt wird. Er raucht seit seinem 14. Lebensjahr und hat schon viele erfolglose Versuche hinter sich, das Rauchen aufzugeben. Insbesondere seiner Frau ist dies ein Anliegen. Jetzt kommt er von einem Krankenhausaufenthalt zurück, der wegen eines schweren Infektes notwendig geworden war. Er ist besorgt, dass sich so etwas noch mal wiederholen könnte und dass er dann für längere Zeit seiner Berufstätigkeit nicht mehr nachgehen kann.

KLIENT: *„Ich muss jetzt wirklich etwas ändern. Ich will nicht noch einmal krank werden. Meine Frau braucht mich und in der Firma geht ohne mich alles durcheinander."* (Grund und Notwendigkeit)

BERATERIN: *„Was meinen Sie, was sich ändern muss?"*

KLIENT: *„Die Ärzte haben mir gesagt, wenn ich weiterrauche, wird es mit meiner Lunge immer schlechter werden."*

BERATERIN: *„Und was heißt das für Sie?"*

KLIENT: *„Ich muss jetzt wirklich mit dem Rauchen Schluss machen, und ich wünsche mir so, dass ich es wirklich dauerhaft schaffe."* (Wunsch)

BERATERIN: *„Warum?"*

KLIENT: *„Ich muss einfach. Wenn ich es jetzt nicht schaffe, dann habe ich wirklich ein gesundheitliches Problem. Keine neuen Vorsätze irgendwann zum Jahreswechsel oder Ähnliches. Ich habe ja schon ein paar Tage in der Klinik nicht mehr geraucht, jetzt muss ich durchhalten."* (Aktivitäten, Selbstverpflichtung)

BERATERIN: *„Ich freue mich, dass Sie sich das jetzt so fest vorgenommen haben. Gerade wenn Sie schon aufgehört haben, sollten wir es konsequent durchziehen. Haben Sie schon Vorstellungen, wie es jetzt weitergehen kann?"* (Schlüsselfrage)

KLIENT: *„Bei den letzten Malen habe ich immer nach ein paar Tagen wieder angefangen, da habe ich jetzt natürlich ganz schön Respekt davor. Bei mir in der Werkstatt rauchen ja die anderen auch."*

BERATERIN: *„Haben Sie eine Vorstellung, wer Sie dabei unterstützen kann, rauchfrei zu bleiben?"* (Ansprechen von sozialen Unterstützungsmöglichkeiten, Überleitung in konkrete Veränderung, Planung)

KLIENT: *„Nicht meine Frau, die macht mir nur Druck, das nervt. Und in der Werkstatt sicher keiner. Ich hatte gehofft, dass Sie mir dabei helfen können."*

BERATERIN: *„Ich habe einige Ideen dazu. Lassen Sie uns jedoch auch noch mal überlegen, wer sonst in Ihrem Umfeld für Sie noch eine Hilfe sein kann. Und im zweiten Schritt würde ich gerne mit Ihnen einfach mal verschiedene Ideen durchgehen, mit denen ich bei anderen Klienten gute Erfahrungen gemacht habe."* (Brainstorming)

## 5.2 Umsetzung der Ziele: hinter dem Rubikon

Wie kann die Umsetzung des Vorhabens konkret und selbstverpflichtend werden? Wie kann dem Klienten geholfen werden, sich entwickelnd dabeizubleiben, selbst wenn kritische Momente auftauchen?

Nachdem die Entscheidung für eine Veränderung getroffen und damit der Wille zur Umsetzung gestärkt ist, nimmt das Abwägen und Zweifeln weniger Raum ein und konkrete Schritte für die Umsetzung können geplant werden. Der Blick wird nach vorn auf den vorausliegenden Weg gerichtet. Und in diesem Moment ist es wichtig, den Plan für das Beschreiten des Weges zu konkretisieren. Die Motivation bleibt erhalten, wenn konkret klar ist, wohin dieser Weg führt und über welche Zwischenschritte er gegangen werden muss. Daher ist es in dieser Phase der Veränderung für den Beratenden wichtig, gemeinsam mit dem Klienten weitere motivationale Arbeit an seinen Zielen zu leisten und einen konkreten Handlungsplan zu erstellen.

### 5.2.1 Theorie

Das Ziel des Klienten, das zur Handlung motiviert, sollte so konkret wie möglich herausgearbeitet werden und gleichzeitig zur Umsetzung motivieren. Dabei sollen Ziele generell positiv formuliert, erreichbar und messbar sein und im eigenen Einflussbereich liegen. Die Beschäftigung mit den Zielen soll die Selbstwirksamkeit erhöhen und Enttäuschungen vorbeugen. Im therapeutischen Kontext haben Berg und Miller (1998) in ihrer lösungsorientierten Kurzzeittherapie die Ziele folgendermaßen spezifiziert: Sie sollten …

- gemeinsam mit dem Gesprächspartner aufgestellt werden,
- bedeutsam für den Gesprächspartner sein,
- klein sein,
- konkret, messbar und auf das Verhalten bezogen sein,
- eher das Vorhandensein oder das Erreichen von etwas als dessen Abwesenheit zum Ausdruck bringen und
- eher einen Anfang als ein Ende beschreiben.

Anders formuliert und doch vom Prinzip her ähnlich erfüllen gute Ziele nach dem Zürcher Ressourcenmodell (Storch & Krause 2007) folgende drei Kriterien:

- Es ist ein positiv formuliertes Annäherungsziel, ein Ziel, auf das man hinarbeiten und dessen Zustand man erreichen kann. *(„Ich möchte wieder gut Luft bekommen und von meinen Freunden hören, dass ich gut rieche.")* Das Gegenteil davon ist ein Vermeidungsziel, dass das Unterlassen einer bestimmten Handlung und ein Sichwegbewegen vom Zustand meint. *(„Ich möchte nicht mehr rauchen.")*
- Das Ziel muss sich zu 100 Prozent unter meiner eigenen Kontrolle befinden und damit meinem eigenen Einfluss unterliegen. *(„Ich werde meinen Standpunkt klar und deutlich vertreten"* statt *„Ich lasse mich nicht mehr von den anderen beeinflussen.")*
- Das Ziel muss mit überwiegend positiven Erwartungen, Gefühlen und Erinnerungen verbunden sein. Dies impliziert, dass nicht Ängste und Zweifel bei der Auseinandersetzung mit dem Ziel überwiegen, sondern Freude und Interesse (die sogenannte positive Affektbilanz).

Bei dieser Einteilung überwiegt also das positive Erleben des Zielerreichens und damit die Motivation des Klienten, die durch positive Affekte oder Zufriedenheit genährt wird. Ein nach solchen Kriterien ausgewähltes Ziel eignet sich für eine längere oder komplexere Veränderungsphase. Das kann eine Haltung, eine Einstellungsänderung, ein Lebensabschnitt oder ein neues Motto sein. Oft möchten Klienten ihre Lebensumstände verändern oder sich Selbstwirksamkeitsziele setzen *(„Ich will mich in Konflikten mit meiner Kollegin besser durchsetzen lernen", „Ich will frei und unabhängig sein").* Der veränderte Umgang mit gesundheitsfördernden oder risikovollem

Verhalten ist ein klassisches Thema für sogenannte Motto-Ziele *(„Ich möchte ein alkoholfreies Leben führen“, „Ich möchte mit verbesserter Kondition und reduziertem Gewicht wieder Spaß an Bewegung haben“).* Diese Motto-Ziele benötigen oft mehr Zeit zur Umsetzung. Mehrere Zwischenziele, die evaluiert werden, um die Motivation aufrechtzuerhalten, können hilfreich sein. Motto-Ziele werden von manchen Klienten mit einem Mantra verglichen, das sie über ihr Vorhaben stellen. Ein solcher Motivationssatz sollte stets im Präsens formuliert werden: kurz, einfach und keine Relativierung enthaltend. Beispiele dafür sind Aussagen, die mit „Ich werde …“ oder „Ich will …“ beginnen. Man kann dieses Ziel aufschreiben oder mit einem Bild oder Gegenstand verbinden. Der Stein aus dem harmonisch verbrachten Urlaub, das Foto vom Zieleinlauf beim Halbmarathon oder die Karte mit dem Motivationssatz können die Erinnerung an das selbst formulierte Motto-Ziel im Alltag wachhalten. Einen interessanten Ansatz liefert hier auch das Zürcher Ressourcenmodell, indem bei der Benennung dieser Motto-Ziele bewusst die soziale Unterstützung eingebunden wird. Beschreibungen und Reflexionen des Ziels werden durch andere Personen durchgeführt und in einem sogenannten Ideenkorb gesammelt.

Diesen übergeordneten Motto-Zielen sind ergebnisorientierte Handlungsziele untergeordnet, die gut evaluiert werden können und in absehbarer Zeit erreichbar sind. Hier steht zunächst das Ergebnis der Handlung und im zweiten Schritt das Erleben der Zielerreichung im Vordergrund. Für die Charakterisierung solcher Ziele im Coaching haben Locke und Latham 1990 die SMART-Kriterien vorgeschlagen:

**S** – spezifisch *(specific)*
**M** – messbar *(measurable)*
**A** – attraktiv, anspruchsvoll *(attractive)*
**R** – realistisch *(realistic)*
**T** – terminiert *(time bonded)*

Auch diese Handlungsziele entfalten ihre motivationale Wirksamkeit nur durch konkrete Festlegung und regelmäßige Evaluation. Dafür bieten sich Pläne, Tagebücher, Kalender und Ähnliches an.

Unterhalb dieser ergebnisorientierten Ziele finden sich die kleinen taktischen Ziele des alltäglichen Verhaltens wieder. Diese dienen der Umsetzung der spezifischen Handlungsziele. Vorausschauend und so konkret wie möglich sollten hier die Reaktionen auf Ereignisse geplant werden. Gollwitzer (1999) spricht von „Wenn-dann-Plänen“. Es lohnt sich, auf Basis eigener Erfahrungen mit Umsetzungsversuchen oder mithilfe von Berichten anderer Klienten eine Sammlung von Reaktionen zusammenzutragen. Dabei kommt eine Vielzahl von verhaltensbezogenen Techniken zum Tragen: Techniken zur Stressbewältigung, Entspannungstechniken, Aktivierung, Tagesstrukturierung, soziale Kompetenz, Umgang mit Emotionen etc.

Realistisch planen lassen sich allerdings nur Situationen, die man vorhersehen kann. Sogenannte A-Situationen sind solche, für die der Klient ausreichende Bewältigungserfahrungen besitzt. Anspruchsvollere Situationen der B-Kategorie, die mit Belastung, Stress oder Risiko verbunden sind, können als ambitionierte Herausforderung verstanden werden. „B-Situationen“ können potentiell mit den verfügbaren Techniken bewältigt werden. Und schließlich gibt es unvorhersehbare und schlecht vorzubereitende Situationen, für die weder Erfahrungen als Referenz noch ein Plan zur Verfügung stehen. An diesen anspruchsvollen Situationen kann der Klient lernen und wachsen. Diese „C-Situationen“ müssen dafür jedoch identifiziert und wahrgenommen werden. Selbst wenn dies erst im Nachhinein geschieht, hilft eine achtsame und wertfreie Haltung. Nur wenn ich wertfrei wahrnehme, kann ich mich weiter konstruktiv mit der Situation beschäftigen. Bei der Bewältigung dieser schwierigen Situation hilft eine Rückbesinnung auf die höher geordneten Handlungs- und Motto-Ziele des Klienten: Ist das übergeordnete Motto-Ziel noch aktiv, auch wenn der Weg schwierig wird? Muss ich meinen Weg korrigieren, um mein Ziel zu erreichen?

Wenn klar ist, dass mich die Probleme nicht von meinem Ziel abbringen, können im zweiten Schritt Vorläufersignale und Warnhinweise identifiziert werden. Dadurch entsteht Berechenbarkeit, sodass beim Wiederauftreten vorsorglich gehandelt werden kann. Auf diese Weise werden aus kritischen „C-Kategorie-Situationen“ solche der „B-Kategorie“. Der Klient lernt durch die Auseinandersetzung, dass Einflussnahme auch bei schwierigen und anfänglich nicht erfolgreichen Problemen möglich ist, und arbeitet zunehmend selbstwirksamkeitsstärkend.

Ein weiteres wichtiges Prinzip der Veränderung ist die Überwachung und Überprüfung des Umsetzungsverlaufs. Selbstwirksamkeit speist sich aus der Erfahrung, schwierige Situationen bewältigen zu können und in der Zielerreichung voranzukommen. Positive Veränderungen sollten wahrgenommen und gewürdigt werden. Einerseits muss der Beratende diese wahrnehmen, andererseits – im nächsten Schritt – der Klient selbst. Es gilt, Hilfsmittel für die regelmäßige Auseinandersetzung mit dem Prozess der Veränderung zu entwickeln. Dazu dienen Momente der Besinnung im Alltagsverlauf, Tagebücher, grafische Darstellungen der Zielerreichung wie das „Zielbarometer“ und die „Fieberkurve“(vgl. Abbildung 5.1). Zudem ist es wichtig, diese Instrumente zur Motivation zu nutzen, sich zum Beispiel beim Erreichen von definierten Zwischenzielen für die Leistung zu belohnen. Dies setzt die regelmäßige Standortbestimmung im jeweiligen Veränderungsprozess voraus. Hier kann die soziale Unterstützung ein Schüssel sein. Aus gutem Grund war für viele Exraucher der Abschluss einer Wette mit dem besten Freund der Handlungsantrieb, das Rauchen erfolgreich zu beenden. Unterstützung kann auch durch eine Art Patenschaft eingefordert werden, welche in kritischen Situationen Kontrolle durch eine außenstehende Person ermöglicht. (Die „Gegenleistung“ für die Wette um Alkoholverzicht kann die Begleitung auf Partys und dort die Hilfe beim Ablehnen von Trinkangeboten sein.)

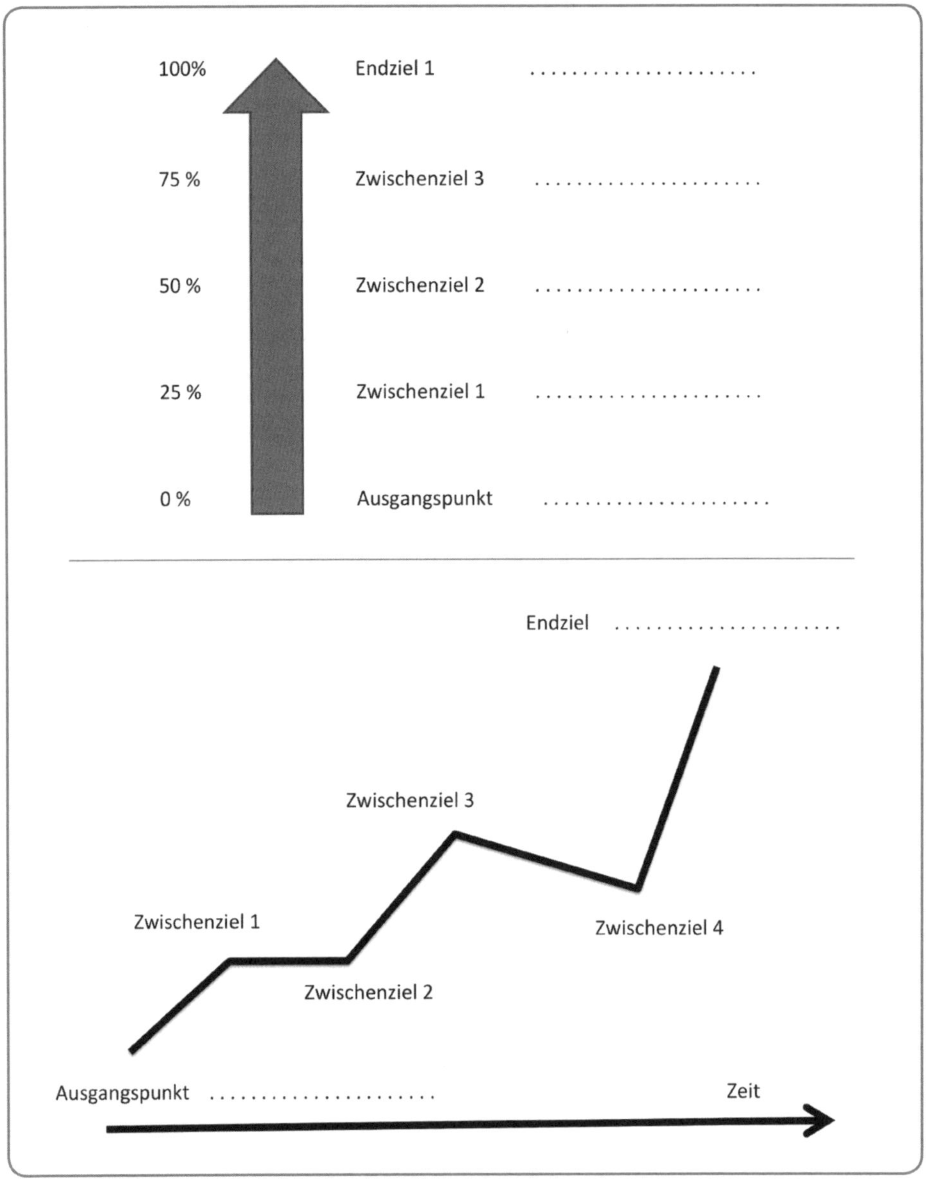


**Abbildung 5.1:** Zielbarometer und Fieberkurve zur Dokumentation des Fortschritts

Ein wesentlicher Aspekt bei der Überprüfung der schrittweisen Umsetzung ist das Wahrnehmen positiver Veränderungen, seien sie auch noch so klein. Das Erleben, ein Zwischenziel erreicht zu haben, steigert die Selbstwirksamkeit. Für einen Raucher, der wahrnimmt, dass sich die Lungenfunktion und der Geschmack verbessern, wird die

Auseinandersetzung mit dem Verlangen zu rauchen leichter. Im Voraus vereinbarte Belohnungen für erreichte Fortschritte dienen dazu, den Blick nicht auf den Verzicht des alten liebgewonnenen Verhaltens zu fixieren. Im Gegenteil: Es sollen im Sinne eines Annäherungszieles positive Veränderungen wahrgenommen werden: „*Wenn ich die ersten zwei Kilo Gewicht verloren habe, gönne ich mir ein neues Kleidungsstück.*“

Umgekehrt ist das vorausschauende Erstellen eines Krisenplans für die kritischen Situationen wichtig. Dieser Krisenplan sollte einerseits externe Auslöser identifizieren, andererseits auch innere Risiken, zum Beispiel die Befindlichkeit des Klienten. Darüber hinaus sollte klar werden, woran der Klient die Gefahren des Rückfalls erkennen kann (zum Beispiel das intensivere Verlangen, Alkohol zu konsumieren, das bei Stress auftritt), und schließlich sollten konkrete Handlungsanweisungen getroffen werden. Die Eingruppierung von Auslösesituationen anhand eines Ampelsystems kann hilfreich sein: Grün für alltägliche Situationen, die intensivere Achtsamkeit und Bewältigung benötigen, Gelb für Stresssituationen, die spezielle Handlungen (Durchbrechen der Alltagsroutine, Pausen und Ähnliches) sowie soziale Unterstützung benötigen; und schließlich Rot für massive Belastungen, die nur mithilfe von professioneller Unterstützung (Klinikaufenthalt, medizinischen Interventionen) zu bewältigen sind.

## 5.2.2 *Praxisbeispiele*

### Beispiel 1

Herr B. ist leitender Angestellter einer großen Bank. Er hat sich vorgenommen, körperlich aktiver zu werden, um Krankheiten vorzubeugen. Er braucht zudem etwas, was ihm hilft, mit dem anstrengenden Alltag umzugehen. Er will daher wieder fit werden. Außerdem hat er Spaß daran, sich zu bewegen, weil es ihm ein positives Gefühl und Energie gibt. Er möchte die Bewegung nutzen, um von der Arbeit abschalten zu können. Da Herr B. jedoch neben Beruf und Familie keine Zeit für Sport hat, muss er die körperliche Aktivität täglich in seinen Alltag integrieren.

„Aktiver sein“ …

- ist das übergeordnete Motto-Ziel (aktiver sein, um Krankheiten vorzubeugen und von der Arbeit abzuschalten),
- entspricht einem positiven Annäherungsziel (die Veränderung führt auf das Ziel, aktiver zu sein und fit zu werden, hin – und nicht weg davon),
- weist eine positive Affektbilanz auf (Spaß an Bewegung) und
- befindet sich ausschließlich unter seiner eigenen Kontrolle (trotz knapper Zeitressourcen im Alltag ist ausschließlich er für die Umsetzung verantwortlich).

Im Sinne der Aktivierung, Krankheiten zu vermeiden und von der Arbeit abschalten zu können, hat Herr B. ein relevantes Ziel nach den SMART-Kriterien benannt.

KLIENT: *„Ich habe mir vorgenommen, nicht mehr mit dem Auto zur Arbeit zu fahren, sondern die U-Bahn zu benutzen. Fahrrad geht leider nicht, ich kann nicht verschwitzt ankommen.“* (spezifisches Ziel, Annäherungsziel)

BERATENDER: *„Das ist schon allein aus Gründen der Umweltverträglichkeit eine sehr gute Entscheidung. Und bekommen Sie dadurch mehr Bewegung?“*

KLIENT: *„Zumindest auf dem Nachhauseweg steige ich eine Station vorher aus und gehe den Rest zu Fuß. Das sind 20 Minuten oder mehr. Diese Zeit habe ich auf jeden Fall, vielleicht sogar auch auf dem Hinweg.“* (realistisches Ziel)

BERATENDER: *„Das hört sich wirklich gut umsetzbar an, das sollten wir weiterverfolgen. Ich fände es gut, wenn wir hier eine gewisse Verbindlichkeit herstellen, damit Sie auch eine Rückmeldung über das Erreichte bekommen. Das kann Ihnen helfen durchzuhalten. Haben Sie dazu Ideen?“*

KLIENT: *„Lassen Sie mich mal nachdenken. Vielleicht schaffe ich es nicht jeden Tag, aber viermal die Woche, und dazu zähle ich auch das Wochenende, sollte es klappen. Ich markiere mir jeden Tag im Kalender, an dem ich gelaufen bin, und am Sonntag gehe ich ihn zusammen mit meiner Frau durch.“* (messbar)

BERATENDER: *„Schön, dass Sie sich dabei nicht unter Druck setzen. Dieses System gefällt mir. Jetzt sollten Sie sich noch etwas überlegen, womit Sie sich belohnen können, wenn Sie durchhalten. Sonst machen Sie das zwei Wochen lang, und dann fangen die Ausreden wieder an.“*

KLIENT: *„Gute Idee, ich brauche nach ein bis zwei Wochen etwas Positives. Meine Frau und ich gehen gerne ins Theater. Wenn ich durchgehalten habe, dann gönnen wir uns mindestens einmal im Monat einen Besuch. Dann tun wir was zusammen, auf das wir uns freuen können.“* (Belohnungssystem mit Zeitbindung)

Herr B. überlegt sich, den Nachhauseweg auch dann teilweise zu Fuß zurückzulegen, wenn seine Arbeit länger dauert und er erschöpft ist. Er vereinbart mit seiner Frau, sich in solchen Fällen mit ihr an der U-Bahnstation zu treffen und gemeinsam die Zeit für einen Spaziergang zu nutzen (A-Situation, Wenn-dann-Plan).

Wenn Herr B. auf Dienstreise ist, nimmt er sich ebenfalls vor, am Abend 20 Minuten zu Fuß die Umgebung zu erkunden. Dies umzusetzen ist zwar schwierig, da es unterwegs viel weniger Kontrollmöglichkeiten gibt. Wenn er es jedoch trotzdem schafft, will er es in seinen Kalender eintragen. Und damit es ihm leichter fällt, verabredet er sich mit Kollegen, die ihn begleiten (B-Situation).

Eine besondere Situation tritt ein, als Herr B., der bereits Probleme mit den Gelenken hat, nach einem Stolpern auf der Treppe wegen Knieschmerzen einige Zeit nicht mehr laufen kann (C-Situation). Da Herr B. mittlerweile Freude an der vermehrten

Bewegung gefunden hat, nutzt er stattdessen an den Wochenenden sein Fahrrad, um Erledigungen in der Stadt zu tätigen. Das ist knieschonender und bringt ihn mit der Familie zusammen, die ihn oftmals auf der Fahrradtour begleitet. Seine Heimwege zu Fuß nimmt er nach Abheilen der Knieverletzung wieder auf.

#### Beispiel 2

Manche Raucher sparen das Geld, das sie nicht mehr für das Rauchen ausgeben, für eine größere Investition, zum Beispiel einen Urlaub. Jeden Tag fünf Euro oder jede Woche 20 Euro entsprechen etwa dem, was für das Rauchen aufgewendet wird. Hilfreich kann hier sein, dieses angesparte Geld zu visualisieren, zum Beispiel indem es in einem Glas gesammelt wird oder anhand eines aufgemalten Thermometers, das den steigenden Kontostand symbolisieren soll. Damit wird der nächste Urlaub als zeitgebundenes Ziel vorbereitet.

Bei einer längeren Vorlaufzeit kann der Urlaub (im Sinne des ersten rauchfreien Urlaubs) sogar Bestandteil der Zielerreichung sein. Auch dieser Abschnitt wäre spezifisch und messbar.

### 5.2.3 *Übungen*

#### Theoretische Übung

Halten Sie Krisenpläne, Verträge und Wetten mit dem Klienten schriftlich fest. Sie werden damit konkret und objektiv überprüfbar. Eine Unterschrift kann einem Plan den Charakter einer Selbstverpflichtung verleihen. Fordern Sie den Klienten auf, ein Exemplar bei einem guten Freund oder bei seinem Beratenden zu deponieren und ein weiteres Exemplar bei sich zu Hause regelmäßig anzuschauen. Berufen Sie sich im Verlauf der weiteren Beratung immer wieder auf diese Zielformulierungen und Pläne, passen Sie sie gegebenenfalls gemeinsam mit dem Klienten anhand der gemachten Erfahrungen an.

#### Anwendung in der Praxis

Im Folgenden finden Sie die Vorlage für ein Arbeitsblatt, das als Krisenplan fungieren kann. Der Klient füllt es aus, um bei Schwierigkeiten und/oder in kritischen Situationen eine Anleitung für sein Handeln zu haben. Dieses Arbeitsblatt sollte in der fortgeschrittenen Phase der Beratung gemeinsam mit dem Klienten erarbeitet werden und kann damit Teil der Rückfallprophylaxe (siehe Kapitel 6) sein. Übrigens: Hausaufgaben ersetzen nie das Gespräch, sie müssen besprochen werden. Andernfalls sind sie das Gegenteil von Wertschätzung.

## Umgang mit kritischen Situationen und Rückschlägen

Welche Frühwarnzeichen sollten Sie besonders beachten?

______________________________

______________________________

Was sind Ihre nächsten Schritte, wenn es Rückschläge gibt?

______________________________

______________________________

**Ein einmaliger Ausrutscher**

Daran erkenne ich es:

______________________________

______________________________

______________________________

| Das tue ich: | Bis wann? |
| --- | --- |
| ______________ | ______________ |
| ______________ | ______________ |
| ______________ | ______________ |

Wer kann mir helfen:

______________________________

______________________________

**Bei mehrfachem Stolpern**

Daran erkenne ich es:

______________________________

______________________________

______________________________

Das tue ich: __________ Bis wann? __________

Wer kann mir helfen:

**Wenn Sie wirklich hingefallen sind und einen Rückfall haben**

Daran erkenne ich es:

Das tue ich: Bis wann?

Wer kann mir helfen:

Wer soll Ihr Ansprechpartner in Krisensituationen sein, wenn Sie allein nicht mehr weiterkommen (z. B. Ihr Partner, ein enger Freund, eine Selbsthilfegruppe, ein Therapeut)?

Wer: Kontakt:

Wer: Kontakt:

Wer: Kontakt:

# 6. Umgang mit Rückfällen

Wie kommt es, dass einige Menschen ihre Verhaltensänderung gut planen und vorbereiten – und dann langfristig doch nicht aufrechterhalten können? Kann bereits in der Beratung Vorsorge geschaffen werden?

Wir erleben es immer wieder bei unseren Klienten (und natürlich auch bei uns selbst), dass in der Umsetzungsphase die Puste ausgeht und das bisher klar anvisierte Ziel seine Attraktivität verliert oder der Weg dahin zu schwierig erscheint. Oft ist eine unrealistische Erwartung, was den Weg zum Ziel betrifft, die Ursache. Von Konfuzius stammt das Zitat: „Der Weg ist das Ziel." Bereits auf dem Weg und durch die Art und Weise, wie dieser Weg geplant ist, bestimmen wir, ob das Ziel langfristig erreichbar wird oder nicht. Dass ein Weg steiniger sein kann als erwartet, ist noch nichts Tragisches. Die Frage ist, ob wir dafür gerüstet sind, diese Veränderung zu akzeptieren, und uns zu helfen wissen.

## 6.1 Theorie

Bei der Betrachtung von Rückfällen können unterschiedliche psychologische Modelle zugrunde gelegt werden: Neben dem Kognitiv-behavioralen Rückfallmodell, welches im Folgenden ausführlich dargestellt wird, gibt es psychoanalytische, neurobiologische und systemische Rückfallmodelle.

Diese Modelle unterscheiden sich in der Betrachtungsweise, wie es zu einem Rückfall kommen kann. Davon abgesehen ergänzen sie sich jedoch ideal: Betrachten wir, wie die einzelne Person Gefährdungssituationen bewertet zusammen mit ihrer Sozialhistorie und ihrer psychischen Vulnerabilität und beziehen wir dann noch die neurobiologischen Grundlagen sowie die sozialdynamischen Aspekte der Familie und Peers mit ein, dann bekommen wir einen guten Einblick in das Geschehen, das zum Rückfall geführt hat.

Das bereits 1985 durch Marlatt und Gordon entwickelte Kognitiv-behaviorale Rückfallmodell ist ein sehr gut erforschtes, ausdifferenziertes und wissenschaftlich bestätigtes Modell für die Betrachtung von Rückfällen (Körkel & Schinder 2003). In diesem Modell wird ein Rückfall in einem Prozess dargestellt (vgl. Abbildung 6.1). Dieser beschreibt die unterschiedlichen Effekte erfolgreicher und nicht erfolgreicher Bewältigung von rückfallkritischen Situationen, die die Selbstwirksamkeit unterschiedlich beeinflussen. Zunächst potentiell irrelevante Verhaltensweisen und

Rationalisierungen und damit auch Entscheidungen von Klienten können sich als Hochrisikosituation entpuppen. So kann sich ein Rückfall aus positiven Erwartungen an den einmaligen Substanzkonsum, dessen Bewertung („Beschönigung oder Bestrafung") und einer verminderten Selbstwirksamkeit *(„Wird schon gutgehen!")* entwickeln.

Dieses Modell kann natürlich auch über den Suchtbereich hinaus angewandt werden.

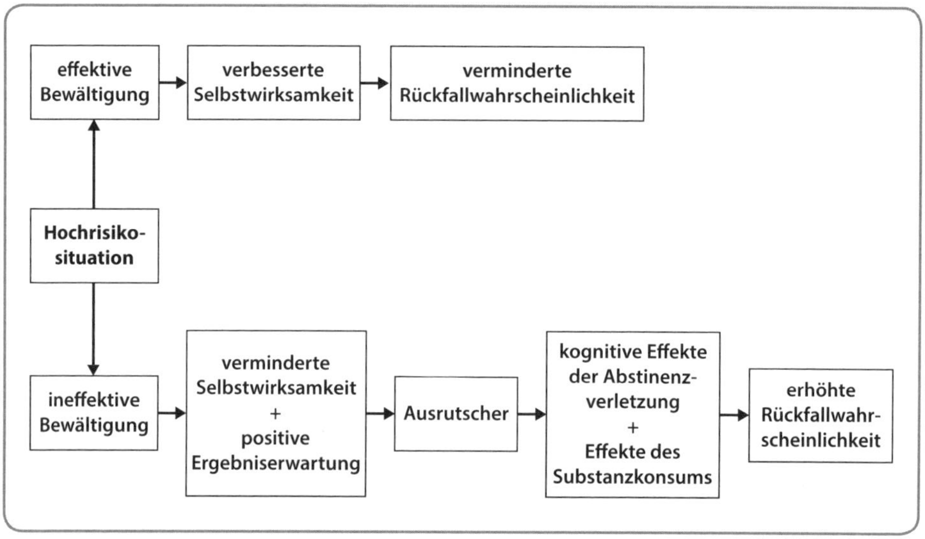


**Abbildung 6.1:** Das Kognitiv-behaviorale Rückfallmodell nach Marlatt und Gordon (1985) am Beispiel eines Suchtpatienten

Breslin, Zack und McMain (2002) konnten die im Folgenden genannten unterschiedlichen Hochrisikosituationen in einer Studie bestätigen. Somit können folgende individuell unterschiedlich zu bewertende Hochrisikosituationen (emotionale und kognitive Zustände) auf einen Klienten zukommen:

- Negativer Affekt
- Negative körperliche Zustände
- Positiver Affekt
- Austesten persönlicher Kontrolle
- Verlangen und Versuchung
- Zwischenmenschliche Konflikte
- Sozialer Druck
- Angenehme Zeit mit anderen Menschen

Der negative Affekt gilt nahezu universal als Risiko, die anderen genannten Faktoren sind individuell wie auch situationsabhängig variabel. Ob diese Hochrisikosituationen gemeistert werden, einen Ausrutscher *(Lapse)* oder gar einen Rückfall *(Relapse)* zur Folge haben, hängt von den individuellen Möglichkeiten einer Person ab, eine kognitive Kompensationsstrategie (Bewältigungsfähigkeit und Abstinenzzuversicht) erfolgreich anzuwenden. Treffen diese Hochrisikosituationen auf mangelnde Zuversicht und auf unzureichende Bewältigungsfähigkeiten, kann es zu einer Überforderung kommen und damit zu einem ersten Lapse. Das alte Verhalten, beispielsweise der Substanzkonsum, gewinnt wieder an Attraktivität und wird erneut gezeigt. Auch Bischof et al. konnten 2003 in ihrer Untersuchung bestätigen, dass intrapsychische Ressourcen und externe Stressoren eine maßgebliche Rolle beim Rückfall spielen.

**ÜBERSICHT**

Die Grundlagen des Kognitiv-behavioralen Rückfallmodells liegen in der Lerntheorie. Hier spielen u. a. folgende Variablen eine Rolle:

- Verhaltensketten durch Lernen mittels operanter Konditionierung
- Selbstwirksamkeitserwartung nach Bandura
- Heckhausens Handlungsergebniserwartung

Das Rückfallmodell basiert also auf den Prinzipien der **operanten Konditionierung**: Durch das Wiederholen eines Verhaltens wird ein Reiz (z. B. Alkoholkonsum) zu einem positiven (hilfreiches Erleben) oder negativen (bedrohliches Erleben) Verstärker. In Bezug auf das Rückfallmodell ist das alte Verhaltensmuster, welches es zu verändern gilt, ein positiver Verstärker (Vergessen der Probleme, Gefühl der Ruhe durch die entspannende Wirkung des Alkohols ...). Gerät der Klient immer wieder in Situationen (Reize), in denen er früher als Reaktion dieses Verhalten (Alkoholkonsum als Lösungsstrategie) gezeigt hat, so befindet er sich zugleich immer wieder in Umständen, die ein Verlangen / Suchtdruck *(Craving)* hervorrufen und einen konditionierten Stimulus darstellen. Trinkt ein Alkoholiker nach jedem Streit einige Schnäpse und wiederholt dieses Verhalten mehrfach, so löst mit der Zeit allein der Streit ein Verlangen, eine Lust zu trinken aus. Kumulieren solche Situationen (vermehrter Streit) in der Phase der Abstinenz und kann keine alternative Auflösung gefunden werden (was ist eine gesunde Alternative zum Trinken nach dem Streit?), wirken sich diese verstärkend auf das Verlangen nach dem bekannten Konsum aus. Hieraus entwickelt sich dann auch eine „reaktionstypische Konsequenz", ein Fehlverhalten, welches die Situation nicht auflösen kann und einen Rückfall immer wahrscheinlicher macht.

In ihrer „Standfestigkeit" unterscheiden sich die Klienten natürlich: Manche können die Abstinenz aufrechterhalten, einige erleiden einen Ausrutscher *(Lapse)*, andere einen Rückfall *(Relapse)*.

Nach einer Abstinenzverletzung (erster Lapse) kommt es in der Regel zu einer Ursachenzuschreibung: Wird ein Vorfall als eigenes Versagen, Willens- oder Charakterschwäche eingestuft, reagieren die Klienten mit dem „Abstinenzverletzungssyndrom". Dieses besteht sowohl aus der kognitiven Komponente (Selbsteinschätzung: zu schwach) wie auch einer emotionalen Komponente (Gefühl von Frustration). Das Erleben dieser Komponenten wirkt sich negativ auf die Selbstwirksamkeitserwartung aus und macht einen Rückfall wahrscheinlicher. Erfolgreich ist, wer den Lapse als Fehler in einer kritischen Situation betrachtet und damit auch die Lernchance sehen kann. Dann ist die Wahrscheinlichkeit hoch, dass es bei einem Lapse oder auch mehreren bleibt. Diese werden dann jedoch immer wieder neu als Lernchancen eingeordnet. Der Selbstwirksamkeitserwartung wird also eine wichtige Rolle in der Aufrechterhaltung der Abstinenz zuteil.

Die **Selbstwirksamkeitserwartung** oder auch Kompetenzerwartung nach Bandura ist die subjektive Überzeugung einer Person, mittels eigener Fähigkeiten eine Situation bewältigen zu können. Es ist also eine Kognition, die über das Denken das Fühlen und schlussendlich auch das Handeln beeinflusst. Je komplexer die zu bewältigenden Aufgaben sind, desto wichtiger ist es, eine hohe Schwierigkeitserwartung zu haben. Zur Lösung dieser Aufgaben wird nämlich einige Anstrengung und Ausdauer notwendig sein. Menschen mit hoher Selbstwirksamkeitserwartung verfolgen komplexe Aufgaben mit mehr Anstrengung und Ausdauer als Menschen mit niedrigerer Selbstwirksamkeitserwartung. Die Forschung zeigt, dass Menschen mit einer hohen Selbstwirksamkeitserwartung seltener depressiv sind. In Bezug auf die Abstinenzerhaltung bzw. auf die Abstinenzverletzung spielt die Selbstwirksamkeitserwartung eine wichtige Rolle, wie in empirischen Studien bewiesen wurde (z. B. Vielva & Iraurgi 2001).

In diesem Zusammenhang ist auch die **Handlungsergebniserwartung** wichtig. Darunter versteht man die Antizipation des Ergebnisses und dessen Bewertung. Hier werden die Vor- und Nachteile eines vorweggenommenen Ergebnisses aufgrund des eigenen Handelns miteinander abgewogen und dann in Ziele überführt. Lohnt sich die Abstinenz und hat diese individuell positive Konsequenzen für den Betroffenen? Auch hierbei spielt die Selbstwirksamkeit eine Rolle. Nach Bandura (1977) erwarten Menschen mit hoher Selbstwirksamkeitserwartung eher positive Konsequenzen und Menschen mit niedriger eher negative Konsequenzen.

Rückfälle sind zusammengefasst hauptsächlich auf die jeweilige Selbstwirksamkeitseinschätzung zurückzuführen und die nötige Achtsamkeit, mit der eine Person den Veränderungsprozess durchläuft. Beides gilt es, bereits in der Planung zu beachten und entsprechend zu trainieren. Daher ist es wichtig, die Idee des Lernens durch Fehler oder der Kompetenzerweiterung durch Scheitern mit in die Therapie zu integrieren. Das Modell der Kompetenzentwicklung (vgl. Abbildung 6.2) kann zur Veranschaulichung verwendet werden (nach Oerter und Montada 2002).

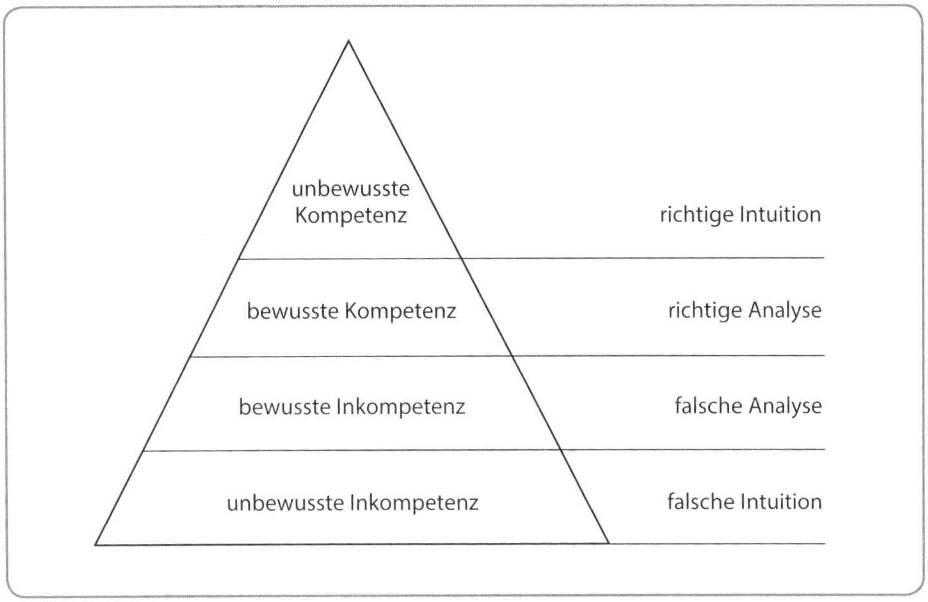


**Abbildung 6.2:** Das Modell der Kompetenzentwicklung (nach Oerter & Montada 2002)

Einerseits geht das Entwicklungsmodell von Oerter und Montada von der bewusst gesteuerten bzw. unbewusst automatisierten Einflussnahme und andererseits vom Handeln durch erworbene Kompetenz / Erfahrung aus.

## Unbewusste Inkompetenz

Klienten, die sich auf dieser Stufe befinden, ändern ihr Verhalten nicht, da sie keine Veränderungsmöglichkeiten sehen. Sie schätzen ihr Verhalten bzw. die Gründe für ihr Verhalten falsch ein oder sind sich derer nicht bewusst *(„Ich bin zu schwach, um aufzuhören", „Ich habe es schon viermal versucht und nicht geschafft").*

## Bewusste Inkompetenz

Die Klienten auf dieser Stufe möchten ihr Verhalten ändern, wissen allerdings nicht wie. Sie suchen nach Lösungen zur Verhaltensänderung, erkennen gleichzeitig, dass sie noch keine haben. Hier können sich Klienten auch spontan durchaus richtig verhalten, dies jedoch nicht kognitiv erklären bzw. analysieren *(„Ich habe bisher nicht den richtigen Weg gefunden, denke aber schon, dass ich es mit Ihrer Hilfe schaffen kann").*

## Bewusste Kompetenz

Klienten kennen auf dieser Stufe die richtigen Handlungspläne. In dieser Phase müssen die einzelnen Schritte jedoch mit Konzentration und Bewusstheit ausgeführt werden. Daher sind individuell unterschiedliche Trainingsphasen notwendig, die der Klient dann analysieren kann (*„Ich weiß mittlerweile, in welchen Situationen ich die alte Gewohnheit gezeigt habe, und kann schon dem ersten Impuls, es falsch zu machen, widerstehen und stattdessen …"*).

## Unbewusste Kompetenz

Mit der Übung erlangt der Klient schließlich genügend praktische Erfahrung, um ein Verhalten situationsunabhängig generalisiert und oft automatisch anwenden zu können. Dadurch wird es zur unbewussten Kompetenz: Der Klient hat eine neue sinnvolle Verhaltensweise erlernt und ritualisiert und muss es daher nicht mehr analysieren. Er denkt schon lange nicht mehr an die alte Gewohnheit und hat in allen Bereichen neue Gewohnheiten entwickelt.

Hier ist die Bewusstwerdung des richtigen und falschen, des effektiven und ineffektiven, des kompetenten und inkompetenten Handelns das Ziel. Von der Intuition gelangt der Betroffene mittels Analyse von Erfahrungen und Lernprozessen schließlich zur intuitiven Bewältigung.

Die Grundlage dieser Entwicklung über die unterschiedlichen Stufen hinweg sind immer die Beobachtung und Reflexion aufgrund einer konkreten Erfahrung. Dabei erfolgt die Bildung eines Konzeptes, das experimentell und aktiv umgesetzt wird. Anschließend wird dieses Handeln bewertet und evaluiert, es erfolgt eine Ist-und-Soll-Analyse. Gerade auf der dritten Stufe (bewusste Kompetenz) ist dieser Lernzirkel bestehend aus Erfahrung, Beobachtung, Reflexion und neuer Erfahrung elementar. Dies kann sehr gut durch das Lernmodell von Kolb dargestellt werden (vgl. Abbildung 6.3).

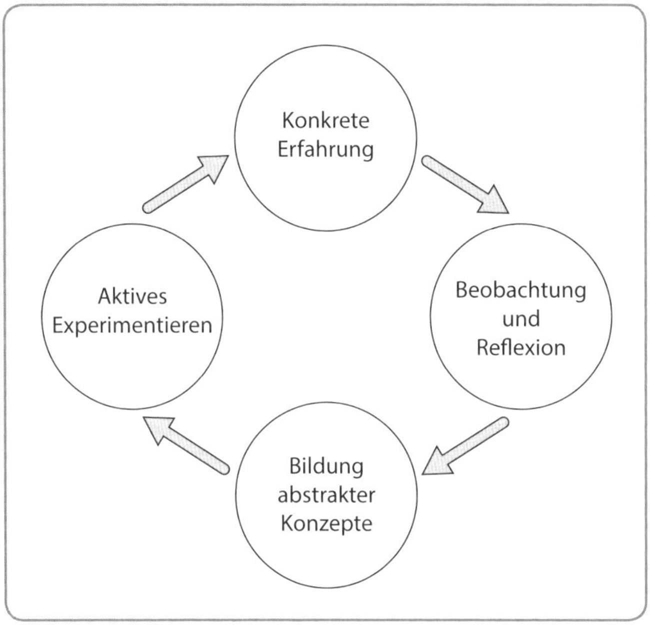


**Abbildung 6.3:** Lernmodell von Kolb (1984)

Es geht also immer darum, das eigene Verhalten zu analysieren, damit zu experimentieren und die Ergebnisse wieder zu bewerten, um dann eine Entscheidung zu treffen: Verhalten ändern oder beibehalten?

In der Beratung kann dieser theoretische Hintergrund mit anschaulichen, individuell passenden Beispielen erklärt werden. Insbesondere bei Klienten, die eine Problemfokussierung oder eine niedrige Selbstwirksamkeitserwartung zeigen, wirken Beispiele nachhaltiger. Kreieren Sie ein Beispiel aus der Welt des Klienten. Transferieren Sie dann das Ergebnis auf die erwünschte Verhaltensänderung:

- Segeln lernen: „Wo fangen Sie an? Mittelmeer – Windstärke 8? Oder Baggersee – Windstärke 2?"
- Auto fahren: Rechtsverkehr in Deutschland vs. Linksverkehr in Irland (*„Wenn Sie in Irland ankommen und auf einer engen Landstraße fahren, was passiert, wenn Ihnen ein Auto entgegenkommt: Weichen Sie automatisch nach rechts oder links aus? Was müssen Sie tun, damit Sie in Zukunft automatisch nach links ausweichen?"*).
- Kinder: *„Wie hat Ihr Kind Fahrradfahren gelernt? Als es zum ersten Mal über nasses Laub gefahren ist, was ist da passiert? Es ist hingefallen! Und haben Sie dann mit ihm geschimpft und ihm gesagt, es lerne das nie? Nein, selbstverständlich nicht …"*

In den gerade genannten Beispielen ist es für die Klienten selbstverständlich, dass es Zeit und Übung braucht, um das Ziel (segeln auf dem Mittelmeer, links fahren, Fahrrad fahren) zu erreichen. Helfen Sie den Klienten, sich auch sinnvolle Teilziele zuzugestehen und nicht zu erwarten, alles auf einmal zu schaffen.

Die theoretischen Erklärungsmodelle für Rückfälle und rückfallkritische Situationen machen deutlich, wie wichtig es ist, den Umgang mit diesen Situationen in der Beratung zu thematisieren und einzuüben, also im Vorfeld bereits eine Rückfallprophylaxe zu betreiben:

- **Hochrisikosituationen** werden im Vorfeld antizipiert und Bewältigungsreaktionen geplant und trainiert.
  *„Wann, denken Sie, wird es für Sie schwierig werden, nicht zu trinken?“*
  *„Schauen wir zurück: In welcher Situation haben Sie beim letzten Mal wieder zur Zigarette gegriffen?“*
- Da nicht alle Situationen antizipierbar sind, ist es sinnvoll, ein **Notfallmanagement** zu etablieren, welches auf eine Krise vorbereiten und sie ggf. begleiten kann.
  *„Was könnte Ihnen in so einer Situation helfen?“*
  *„Wie haben Sie es beim letzten Mal geschafft?“*
- In Bezug auf die **Psychoedukation** ist das Erklärungsmodell eines Lapse / Rückfalls (Kognitiv-behaviorales Rückfallmodell) und dessen Bewertung wichtig. Das hilft dabei, die Selbstwirksamkeit zu erhöhen.
  *„Darf ich Ihnen kurz dieses Modell vorstellen …?“*
  *„Darf ich Ihnen kurz ein Beispiel geben. Sie haben vorher erzählt, dass Ihre Tochter gerade Fahrradfahren lernt. Wie oft ist sie dabei hingefallen? Wie haben Sie darauf reagiert? Haben Sie geglaubt, sie lerne das Fahrradfahren nie?“*
- In der Beratung bekommt der Klient Ermutigung: **Rückfallgedanken** (Lust auf Konsum und erlaubniserteilende Gedanken) sind normal und werden über die Zeit der Abstinenz hinweg weniger. Der Umgang mit diesen Gedanken ist erlernbar.
  *„Sie haben es fünf Wochen geschafft. Wie ist es Ihnen da ergangen? Hatten Sie oft Lust zu (rauchen, trinken, essen, keinen Sport zu treiben …)? Hat sich dies im Laufe der fünf Wochen verändert?“*

## Achtsamkeit

Eine wichtige Vorsorgemaßnahme ist die bewusste Wahrnehmung von rückfallkritischen Situationen. Klienten übersehen sie oft, weil der auslösende Moment rasch vorüberzieht und die Konsequenzen bzw. der Rückfall an sich primär im Gedächtnis bleibt. Aufgabe des Beratenden ist es, diese rückfallkritischen Situationen mit dem Klienten zusammen zu identifizieren, ihn für zukünftige zu sensibilisieren und die

Trigger durch das Gespräch vor dem Vergessen zu bewahren. Sie sollten gemeinsam mit dem Klienten analysiert werden, Ursache und Ablauf sollten nachvollziehbar sein, um daraus eine Änderung der Strategie für die Zukunft ableiten zu können.

Ein ganz wesentliches Prinzip der Beratung besteht darin, die Berechenbarkeit der schwierigen Situation herzustellen. Diese Rückfallanalyse entspringt den klassischen Techniken der Verhaltensanalyse und ist in der Suchttherapie ein sehr etabliertes Instrument. Die Klienten lernen durch diese Auseinandersetzung mit dem Geschehen, dass sie ihm nicht passiv ausgesetzt sind. Der Rückfall ist ihnen nicht einfach „passiert". Vielmehr gab es einen Anlass, einen Auslöser und eine Abfolge, einen Verlauf. Und damit ergeben sich Möglichkeiten, an verschiedenen Stellen des Prozesses Einfluss zu nehmen. Viele Klienten sind in einer Art „Rückfallschock", weil sie es trotz aller guten Vorsätze nicht geschafft haben, standhaft zu bleiben. Sie brauchen Mut und Zuspruch und sollten erkennen lernen, bis zu welchem Punkt des Ablaufs sie Einfluss haben und nehmen können. Der Klient muss wieder zur aktiv handelnden Person in diesem Geschehen werden. Der Beratende sollte neben den Techniken zum Verstärken von Zuversicht und Hoffnung (siehe Abschnitt 4.3) gerade die Teile des Gespräches verstärken, die positive, optimistische und zukunftsorientierte Handlungen und Einstellungen des Klienten beschreiben. Er sollte ihm Mut machen, es mit einer neuen Strategie erneut zu versuchen:

- *„Hinfallen ist beim Üben normal, das Wesentliche ist die Entscheidung: liegen bleiben oder wieder aufstehen?"*
- *„Ihre bisherige Strategie hat für 90 Prozent der Situationen gepasst, Sie haben es eine ganze Zeit damit sehr gut schafft. Und dann kam etwas, worauf Sie nicht vorbereitet waren. Und dafür müssen Sie noch eine Strategie entwickeln."*

Die positive Bewältigung von kritischen Situationen kann die Selbstwirksamkeit des Klienten erheblich stärken. Er kann auf Grundlage eigener Erfahrungen sein Repertoire an Fertigkeiten und Bewältigungsstilen erweitern. Auch dies sollte der Beratende für den Klienten verstehbar machen und mit ihm diese Techniken, die bereits in ihm angelegt (intrinsisch) sind, herausarbeiten:

- *„Wie haben Sie das gemacht?"*
- *„Erklären Sie mir, wie Sie diesen schwierigen Moment überstanden haben?"*
- *„Helfen Sie mir zu verstehen, wie Sie die Situation gemeistert haben."*

Tabelle 6.1 kann als Arbeitshilfe für die genaue Analyse der Rückfallfaktoren hinzugezogen werden. (Sie kann übrigens auch zur Analyse von besonders gut bewältigten Situationen oder Herausforderungen genutzt werden.)

| | **Vorausgehende Bedingungen (Was ist vorher passiert?)** | **Auslöser (Was hat das Verhalten verursacht?)** | **Reaktion auf den Auslöser** | **Zu analysierendes Problem- oder positives Verhalten** | **Konsequenzen, kurzfristig** | **Konsequenzen, langfristig** |
|---|---|---|---|---|---|---|
| **Verhalten (Was habe ich gemacht / getan?)** | | | | | | |
| **Kognition (Was habe ich gedacht?)** | | | | | | |
| **Emotion (Was habe ich gefühlt?)** | | | | | | |

**Tabelle 6.1:** Analyse des Verlaufes von Rückfällen oder rückfallkritischen Situationen

## 6.2 Praxisbeispiele

BERATERIN: *„Erzählen Sie doch bitte, wie Sie es in der letzten Woche geschafft haben, Ihren Plan umzusetzen?"* (OF)

KLIENTIN: *„Also, erst mal war es ziemlich einfach. Ich war echt erstaunt. Ich hab es geschafft, meinen Blutzucker regelmäßig zu kontrollieren und mich an den Essensplan zu halten. So schwer war das gar nicht. Auch mit dem Sport habe ich echt gestaunt. Ich bin mehr mit dem Fahrrad gefahren und habe auch zweimal die Woche meine Walkingstrecke mit einer Freundin abgearbeitet. Die ersten sechs Wochen liefen gut. Die Werte waren auch gut und das hat mir irgendwie auch noch mal geholfen."*

BERATERIN: *„Sie waren erstaunt, wie einfach Sie alles umsetzen konnten, und haben sich über Ihre Erfolge gefreut."* (RZ)

KLIENTIN: *„Ja, das kann man so sagen. Aber in der siebten Woche ist mir dann was Dummes passiert. Ich bin beim Walken bei so einer nassen Wurzel gestolpert und hab mir meinen Knöchel verstaucht. Nix mehr Sport, erst mal lag ich zwei Wochen auf der Couch und dann war irgendwie alles dahin. Ich hab mich so geärgert, und dann hab ich natürlich auch nicht mehr eingekauft, gekocht ... Vor lauter Ärger hab ich dann wieder beim Süßkram ordentlich zugelangt. Und seitdem ist es irgendwie wie immer ..."*

BERATERIN: *„Sie haben sich verletzt und konnten daher Ihren Sport und Ihren Ernährungsplan nicht mehr einhalten und das hat Sie frustriert."* (RZ)

KLIENTIN: *„Na ja, der Sportplan war dahin, aber den Ernährungsplan hätte ich ja schon weiter einhalten können. Aber ich war halt dermaßen gefrustet ... Und ich bin halt nun mal eine Frustesserin und jetzt ist wieder alles beim Alten."*

BERATERIN: *„Einerseits hätten Sie gerne Ihren Essensplan eingehalten, andererseits waren Sie so gefrustet, dass Sie gar nicht anders konnten, als sich mit Süßem zu beruhigen."*

KLIENTIN: *„Ja, ganz schön bescheuert, oder?"*

BERATERIN: *„Sollen wir noch mal genau schauen, was passiert ist, dass es für Sie dort nicht möglich war, auf Süßes zu verzichten?"*

KLIENTIN: *„Ich war halt mal wieder nicht stark genug."*

BERATERIN: *„Darf ich Ihnen kurz ein anderes Beispiel aufführen?"*

KLIENTIN: *„Ja klar."*

BERATERIN: *„Sie haben ja erzählt, dass Sie Kinder haben. Wie alt sind diese denn?"*

KLIENTIN: *„Die eine ist neun, der andere ist fünf."*

BERATERIN: *„Erinnern Sie sich, wie diese Fahrradfahren gelernt haben?"*

KLIENTIN: *„Klar, das war ganz unterschiedlich. Die Große hatte Stützräder und hat eine Weile gebraucht, der Kleine hatte ein Laufrad und dadurch ging es irgendwie ziemlich schnell."*

BERATERIN: *„Okay. Wie ging das bei denen? Was haben diese nach und nach gelernt?"*

KLIENTIN: *„Na, erst mal das Gleichgewicht halten und dann vermutlich das Treten, Lenken, Bremsen."*

BERATERIN: *„Sind sie auch mal hingefallen?"*

KLIENTIN: *„Ja, oft, zu schnell in die Kurve, nasse Blätter und natürlich am Anfang ganz oft. Zumindest die Große."*

BERATERIN: *„Was haben Sie dann gemacht? Haben Sie geschimpft und waren verärgert, dass Ihre Kinder nicht gleich in der Lage waren, richtig Fahrrad zu fahren? Oder haben Sie sie getröstet und zum Weiterfahren ermutigt?"*

KLIENTIN: *„Nein, klar, man tröstet sie und setzt sie dann wieder aufs Rad. Das geht ja auch nicht alles auf einmal. Die müssen ja schon üben, damit sie das alles irgendwann hinbekommen ..."*

BERATERIN: *„Okay. Ihre Kinder brauchen Zeit und Übung, um Fahrradfahren zu lernen. Hier würden Sie nie erwarten, dass diese es nach einigen wenigen Malen können und schon gar nicht in allen Situationen, egal, wie schwierig diese sind. Von sich selbst und Ihrer Situation erwarten Sie jedoch genau das. Sie waren gut im Übungsfluss und hatten auch Erfolge. Sie konnten schon sechs Wochen Ihren Plan einhalten und hatten keine Süßigkeiten-Attacken. Leider hatten Sie dann jedoch einen Unfall, der Sie so frustriert hat, dass Sie in dieser Notlage auf die alte Gewohnheit zurückgegriffen haben."*

KLIENTIN: *„Hm ... Sie meinen, ich sollte mein Essensplan als Trainingseinheit sehen und das Andersessen als Übung?"*

„Hinfallen, aufstehen, Krönchen richten, weitergehen."

(Unbekannt)

**Verhalten ist immer durch Erfahrung veränderbar, zur Erfahrung gehört auch der Umgang mit Fehlern.**

## 6.3 Übungen

### Theoretische Übungen

1. Analysieren Sie Ihren eigenen Umgang mit Veränderungen und mit den damit zusammenhängenden Rückfällen. Wie haben Sie in solchen Situationen Ihren Lernweg und potentielle „Lapses" erlebt und definiert?
2. Was hat Ihnen geholfen, diese Lapses als Lernkurve zu sehen? Was hat Sie daran gehindert?
3. In welchen Situationen waren Sie besonders anfällig?
4. Welche Schritte waren notwendig, um nicht mehr in alte Muster und Verhaltensweisen zurückzufallen? Wie haben Sie diese erreicht?
5. Wie haben Sie das neue Verhalten eingeübt?

### Übungsvorschläge für die Praxis

1. Integrieren Sie die Rückfallprophylaxe bereits in die Veränderungsplanung.
2. Üben Sie es ein, individuell – nach den Vorlieben des Klienten – den Rückfallmechanismus und die Lernentwicklung zu erklären.
3. Leiten Sie den Klienten an, Hochrisikosituationen (emotionale Krisen, Craving, belastende Ausnahmesituationen, die entstehen können …) zu identifizieren, Bewältigungsreaktionen zu planen und diese zu trainieren.
4. Da nicht alle Situationen antizipierbar sind, ist es sinnvoll, ein Notfallmanagement zu planen, welches die Krise vorbereiten und ggf. begleiten kann. Dieses sollte auch, wenn möglich, soziale Unterstützung beinhalten.
5. Stärken Sie fortlaufend die Selbstwirksamkeitserwartung des Klienten.

# 7. Übersicht der Techniken und ihre praktische Anwendung

Veränderung vollzieht sich in einem phasenhaften Ablauf. Das Transtheoretische Modell unterscheidet:

- Absichtslosigkeit
- Absichtsbildung
- Vorbereitung
- Aktion
- Aufrechterhaltung
- Rückfall

Die Motivierende Gesprächsführung stellt eine ideale Gesprächsführungsmethode dar, Klienten in diesem Veränderungsprozess zu begleiten. Die entsprechenden Techniken können dem Klienten helfen, eine Veränderung selbstständig zu erreichen und das neue Verhalten dauerhaft aufrechtzuerhalten. Eine Domäne der Motivierenden Gesprächsführung ist der Aufbau von Veränderungsmotivation, vor allem in den frühen Phasen des Veränderungsprozesses. Dem phasenhaften Ablauf der Veränderung entsprechen die Phasen des Beratungsgespräches:

| | |
|---|---|
| in Kontakt treten *(Contacting)* | Absichtsbildung |
| Herausarbeiten des Anliegens *(Focusing)* | Vorbereitung |
| Stärkung der Änderungszuversicht *(Evocation)* | Aktion |
| Planung der Umsetzung *(Planning)* | Aufrechterhaltung |

## 7.1 In Kontakt treten *(Contacting)*

Die Basis eines gelungenen Gespräches ist die therapeutische Beziehung. Hier ist der Aufbau einer wertschätzenden Atmosphäre, die von Akzeptanz und Empathie geprägt ist, ein erstes Ziel. In besonderem Maße ist zu diesem ersten Zeitpunkt die Haltung des Beratenden wichtig. Sein Menschenbild und seine Einstellung zur Beratungspraxis sollten die Grundprinzipien der Motivierenden Gesprächsführung widerspiegeln:

| Grundhaltung des Beratenden | Prinzipien der Gesprächsführung |
|---|---|
| Partnerschaftlichkeit | Empathie ausdrücken |
| Akzeptanz | Förderung der Selbstwirksamkeit |
| Evokation | Verstärkung von Diskrepanzen, um die intrinsische Motivation des Klienten zu fördern |
| Mitgefühl | Geschmeidiger Umgang mit Dissonanz und Reaktanz |

Der Gesprächsstil ist gerade am Anfang folgend und akzeptierend. Hier sind insbesondere die nicht wertende Grundhaltung der Akzeptanz und der Wertschätzung im Geiste der Motivierenden Gesprächsführung zu nennen, die es dem Klienten ermöglichen, sich zu öffnen und seine Einstellung zum jetzigen Verhalten und zum Ziel der Veränderung darzulegen. Die Techniken, die im Umgang mit Sustain Talk und Dissonanz eingesetzt werden, ermöglichen es, die therapeutische Beziehung auch bei ausgeprägter Ambivalenz aufrechtzuerhalten.

**Sustain Talk** beschäftigt sich mit dem normalen Anteil der Ambivalenz. Diese gilt es erfahrbar zu machen und aufzulösen.

Techniken im Umgang mit Sustain Talk:
- Direkte Reflexion
- Erweiterte Reflexion
- Zweiseitige Reflexion
- Betonung der persönlichen Autonomie
- Reframing
- Zustimmende Wendung
- Schwung holen
- Sich auf die Seite des Klienten stellen

**Dissonanz** kann sowohl durch den Berater als auch durch den Klienten induziert werden. Diesen gilt es wachsam zu erkennen, ernst zu nehmen und wertschätzend zu begegnen.

Techniken im Umgang mit Dissonanz:
- Reflexion
- Würdigung
- Fokus verschieben

## 7.2 Herausarbeiten des Anliegens *(Focusing)*

In der nächsten Phase, der Phase der Fokussierung, die sich sehr stark mit der Phase der Kontaktaufnahme überschneidet, kommen durch den Einsatz der Basistechniken (offene Fragen, Zusammenfassen, Reflexion und Bestätigung des Klienten) explorative Techniken zum Einsatz, die die individuelle Sicht des Klienten herausarbeiten. In diesen frühen ersten beiden Phasen des Gespräches und des Veränderungsprozesses sind Würdigung und Wertschätzung des Klienten und die Technik des reflektierenden Zuhörens hilfreiche und notwendige Instrumente. Der Gesprächsstil kann sich hier bereits – mit einer beginnenden Festigung der therapeutischen Beziehung – zu einem leitenden Stil entwickeln. Insbesondere durch gezielte Betonung bestimmter Gesprächsanteile beim reflektierenden Zuhören und beim Zusammenfassen entsteht diese Lenkung. In diesen beiden frühen Phasen ist ein wesentliches Charakteristikum die ausgeprägte Ambivalenz des Klienten. Dementsprechend ist neben den Techniken zur Beziehungsgestaltung insbesondere der geschmeidige Umgang mit der Dissonanz eine herausfordernde Aufgabe. Im Laufe des Gesprächs und mit dem Fortschreiten des Klienten im Prozess der Veränderung nimmt der Anteil der Sprache, die sich gegen die Veränderung richtet (wie Zweifel und Bedenken, also Sustain Talk, sowie Dissonanz), ab. Im Gegenzug tauchen erste Anteile der veränderungsorientierten Sprache wie selbstmotivierende Äußerungen auf.

### OARS (Open Questions, Affirmation, Reflection und Summary)

- Offene Fragen *(Open Questions)* erlauben dem Klienten, sich mitzuteilen und seine Sicht der Dinge zu erläutern. Der Klient erfährt durch diese Interesse an seiner Situation und damit Wertschätzung. Der Berater erhält wichtige Informationen über den Klienten.
- Würdigung oder Bestätigung *(Affirmation):* Ressourcenorientierte Bestätigungen helfen dabei, die Selbstwirksamkeit und die Veränderungsmotivation des Klienten zu stärken.
  - Würdigung des Klienten und seiner Fortschritte
  - Würdigung der Hintergründe seines Verhaltens
  - Würdigen des Klienten in seiner Person
  - Würdigung durch reflektierendes Zuhören
  - Würdigung durch Reframing

- Reflektierendes Zuhören *(Reflection):* Spiegeln der Kernbotschaften, um den Selbsterfahrungsprozess des Klienten zu begleiten.
  - Erzählfluss erhalten (nonverbale Zustimmung, Blickkontakt)
  - Themenfokus setzen (Sachebene und Fakten des Gesagten spiegeln)
  - Gefühle spiegeln („aus dem Herzen sprechen“)
  - vier Seiten einer Botschaft beachten (Sachebene, Appellebene, Selbstoffenbarungsebene, Beziehungsebene)
- Zusammenfassung *(Summary):* Themenkomplexe strukturiert und zielführend für den Klienten darstellen.
  - sammelnde Zusammenfassung
  - verbindende Zusammenfassung
  - überleitende Zusammenfassung

## 7.3 Stärkung der Änderungszuversicht *(Evoking)*

Sobald Klient und Beratender darin übereinstimmen, welches Ziel durch die Verhaltensänderung angesteuert werden soll, beginnt die nächste Phase, die der Evokation. Der Klient wird mittels Evokation dazu animiert, seine eigene Einstellung zu reflektieren und zu begründen bzw. zu hinterfragen. Durch Herausarbeiten von Diskrepanzen und das gezielte Erleben der eigenen Ambivalenz kann eine Entwicklung hin zur Veränderung des Status quo induziert werden. Veränderungsbezogene Äußerungen und selbstmotivierende Sprache werden verstärkt, Techniken zur Verstärkung von Zuversicht und Hoffnung erhöhen die Selbstwirksamkeit. Auch in dieser Phase bleiben die Basistechniken (OARS) der Motivierenden Gesprächsführung eine wichtige Grundlage zur Gestaltung des Gespräches und der Beziehung. Ebenso können – trotz Zunahme der Gesprächsanteile, in denen für die Veränderung argumentiert wird – immer noch „widerstandsvolle“ Äußerungen auftreten. Der Umgang mit Ambivalenz sollte als normales Phänomen betrachtet werden (vor allem vonseiten des Beratenden und schlussendlich auch vonseiten des Klienten), das durch die Gesprächsführung sogar verstärkt wird (Entwicklung von Diskrepanzen). Vor- und Nachteile des Ist-Zustandes werden exploriert und den Vor- und Nachteilen des neuen Verhaltens als Ziel der Veränderung gegenübergestellt (s. a. Vier-Felder-Tafel, Motivationswaage).

Selbstmotivierende Sprache zeigt die Bereitschaft und den Wunsch des Klienten zur Veränderung an und bildet einen Gegenpol zum Gesprächsanteil, der der Veränderung entgegensteht (Sustain Talk und Dissonanz). Sie zu verstärken und den Klienten dazu zu bewegen, intensiv über diesen Anteil zu reflektieren, ist ein Hauptanliegen der Gesprächsführung. Selbstmotivierende Sprache besteht aus

- vorbereitenden Äußerungen *(Preparatory Change Talk)*
  **D**esire – Wunsch
  **A**bility – Fähigkeit
  **R**eason – Grund
  **N**eed – Notwendigkeit
- und aktivierende Äußerungen *(Mobilizing Change Talk)*
  **C**ommitment – Annahme von Empfehlungen
  **A**ctivity – aktive Umsetzung
  **T**aking steps – Selbstverpflichtung für nächste Schritte

Hilfreiche Techniken dazu sind neben den Basistechniken aus Kapitel 3 folgende:
- Vorausschauen
- Ziele und Werte erkunden
- Veränderungsgründe genau explorieren
- Arbeit mit der Ambivalenz anhand einer Vier-Felder-Tafel
- Extreme erkunden
- Rückschau halten
- Rating der Wichtigkeit

Zuversicht erwächst aus der Erfahrung, Dinge bewältigen zu können, und aus der sozialen Unterstützung. Neben Fertigkeiten und Techniken, die im Laufe der eigenen Biografie erworben oder durch andere vermittelt wurden, helfen positive emotionale Signale und Lob. Auch hier gilt es, den Gesprächsanteil zu erhöhen, der von der positiven Veränderung geprägt ist. Hilfreiche Techniken können sein:
- Würdigung
- Evokatives Fragen
- Rückblick auf vergangene Erfolge
- Ansprechen persönlicher Stärken und Unterstützungsmöglichkeiten
- Brainstorming
- Weitergabe von Informationen und Empfehlungen
- Umdeuten – Reframing
- Rating der Zuversicht

## 7.4 Planung der Umsetzung *(Planning)*

Die Phase des Evoking endet mit einem klaren Bekenntnis des Klienten zur Veränderung. Es wird der berühmte Rubikon überschritten. Ein wichtiger Marker für den richtigen Moment ist, dass der Klient zu einer Veränderung in der nahen Zukunft oder sofort bereit ist. Falls die Umsetzung sehr weit verschoben wird, kann dies ein Zeichen für noch anhaltende Zweifel, Ängste oder Dissonanz sein. In der letzten

Phase des Beratungsprozesses und der Veränderung geht es um die konkrete Umsetzung. Die therapeutische Beziehung ist in dieser Phase sehr gefestigt, sodass auch informierende und konfrontative Interventionen vom Klienten akzeptiert werden. In dieser Phase stehen auch die Beendigung der Beratung und / oder die Vernetzung mit anderen (Fach-)Personen an, sodass zum Beispiel Selbsthilfegruppen die persönliche Beziehung zwischen Klient und Beratendem ergänzen oder ersetzen können.

Beim Erreichen der Ziele sollten folgende Voraussetzungen beachtet werden:

- Es sollten positiv formulierte Annäherungsziele sein, die unter der alleinigen Kontrolle des Klienten stehen.
- Es sollten übergeordnete Motto-Ziele und untergeordnete Handlungsziele bestimmt werden.
- Die Ziele sollten SMART sein: spezifisch, messbar, attraktiv / erreichbar, realistisch, terminiert.
- Kleine taktische Ziele mit Wenn-dann-Plänen für A-Situationen (alltägliche Belastungen), Bestimmung von und Strategien für B-Situationen (herausfordernd, aber zu schaffen) und der Bereitschaft, aus nicht vorhersehbaren C-Situationen zu lernen, bereiten auf den Alltag vor.
- Es sollte eine Protokollierung der Zielerreichung (Zielbarometer, Fieberkurve, Zieltagebuch) stattfinden.

Zum Umgang mit Rückfällen ist festzuhalten:

- Rückfallprophylaxe ist ein wichtiger Bestandteil in der Begleitung von Menschen, die eine dauerhafte Verhaltensänderung anstreben, und sollte in die Beratung integriert werden. Es gilt, rückfallkritische Situationen zu identifizieren und aus der Erfahrung Strategien abzuleiten, wie sie (besser) bewältigt werden können. Aus dem Verständnis der eigenen Möglichkeit zur Einflussnahme auf das Geschehen kann der Klient Selbstwirksamkeit und damit Zuversicht schöpfen. Jeder Rückfall hat einen „Vorfall". Welche Ereignisse gingen dem Rückfall voraus und was kann man daraus ableiten? Wie muss die Strategie für die Zukunft aussehen? (Rückfallanalyse, Krisenplan)
- Der Lernprozess von der unbewussten Inkompetenz über die bewusste und später von der bewussten Kompetenz bis hin zur unbewussten Kompetenz sollte dem Klienten erläutert werden.

Ein hilfreiches Instrument zur Beobachtung und Strukturierung der Anwendung verschiedener Techniken in der Praxis kann ein sogenannter Beobachtungsbogen sein (vgl. Tabelle 7.4). Dieser Bogen kann in verschiedener Weise angewandt werden. Zum einen kann sich der Beratende vor dem Gespräch gezielt Aufgaben überlegen, die er im Gespräch mit den Klienten erfüllen will. Dabei wird er den Fokus auf die Anwendung ganz bestimmter Techniken legen. Dann dient der Bogen dazu, zu überprüfen, inwieweit dieses „Set an Techniken" während des Gesprächsverlaufes zur Anwendung kam. So kann zum Beispiel eine noch nicht angewandte Technik bewusst im weiteren Verlauf eingesetzt werden.

Zum anderen kann der Beobachtungsbogen auch zum Protokollieren spontaner Gesprächsverläufe benutzt werden, bei denen einzelne Techniken strukturiert registriert werden sollen. Neben einer reinen Dokumentation der Häufigkeit bestimmter Techniken im Gespräch können auf dem Bogen Beispiele notiert werden.

Im Folgenden finden Sie unterschiedliche Anleitungen, mithilfe deren Sie eine Selbstbeobachtung durchführen können. Zunächst folgen drei Tabellen, die Sie auch in Ihren Beratungsgesprächen als Orientierungshilfe verwenden können:

Tabelle 7.1 zeigt die unterschiedlichen Gesprächsphasen. Hier können Sie nach dem einzelnen Gespräch evaluieren, in welcher Phase Sie sich gerade befunden haben, bzw. über Ihre fortlaufenden Einträge von Daten mehrerer Sitzungen nachverfolgen, zu welchem Zeitpunkt Sie sich wo befunden haben:

| **Gesprächsphasen** | | | |
|---|---|---|---|
| **Beziehungsaufbau** | **Fokussierung** | **Evokation** | **Planung** |
| Datum: .................... | Datum: .................... | Datum: .................... | Datum: .................... |

**Tabelle 7.1:** In welcher Phase befinden Sie sich hauptsächlich? Tragen Sie die Gesprächsdaten ein. So können Sie den Verlauf evaluieren.

In Tabelle 7.2 werden die Veränderungsstadien, in denen sich der Klient gerade befindet, mit den Stadien der Motivierenden Gesprächsführung und zusätzlich mit den hilfreichen Techniken in den jeweiligen Stadien in Verbindung gebracht. Starten Sie in der Phase des Beziehungsaufbaus damit, zu eruieren, in welchem Stadium der Verhaltensänderung sich der Klient befindet. Notieren Sie sich dies mit einem Datum. Entsprechend können Sie in dieser Tabelle dann eine Orientierungshilfe bekommen, welche Techniken in den einzelnen Stadien besonders hilfreich sind. Selbstverständlich können diese Techniken auch an derer Stelle sinnvoll sein. Tritt zum Beispiel in der fortgeschrittenen Phase der Aufrechterhaltung Dissonanz auf, ist es wichtig, dieser mit der entsprechenden Technik (Umgang mit Dissonanz) zu begegnen. Tabelle 7.2 soll also nur einen groben Überblick über die Techniken und ihre Anwendung im Falle eines „Bilderbuchklienten" bieten.

| | Absichtslosigkeit | Absichtsbildung | Vorbereitung | Aktion | Aufrechterhaltung | Rückfall |
|---|---|---|---|---|---|---|
| **Beziehungs-aufbau** | | | | | | |
| **Fokussierung** | | | | | | |
| **Evokation** | | | | | | |
| **Planung** | | | | | | |
| **Techniken** (in den jeweiligen Stadien *besonders* hilfreich) | OARS<br>Umgang mit Ambivalenz<br>Umgang mit Sustain Talk<br>Umgang mit Dissonanz | OARS<br>Umgang mit Ambivalenz<br>Change Talk (selbstmotivierende Sprache)<br>Zuversicht und Hoffnung<br>Umgang mit Sustain Talk<br>Umgang mit Dissonanz | OARS<br>Umgang mit Ambivalenz<br>Change Talk<br>Zuversicht und Hoffnung<br>Ziele formulieren | OARS<br>Zuversicht und Hoffnung<br>Umgang mit Rückfällen | OARS<br>Zuversicht und Hoffnung<br>Umgang mit Rückfällen | OARS<br>Change Talk<br>Zuversicht und Hoffnung<br>Umgang mit Rückfällen |

**Tabelle 7.2:** In welchem Stadium befindet sich Ihr Klient? Tragen Sie die Daten ein. Die Techniken in den jeweiligen Spalten sind in den verschiedenen Stadien erfahrungsgemäß besonders hilfreich, wobei sie auch in den anderen Stadien zur Anwendung kommen können.

| **OARS** | Umgang mit **Ambivalenz** | Umgang mit **Sustain Talk** | Umgang mit **Dissonanz** | Förderung **selbstmotivierender Sprache *(Change Talk)*** | **Zuversicht und Hoffnung** vermitteln | **Ziele** formulieren | Umgang mit **Rückfällen** |
|---|---|---|---|---|---|---|---|
| **Beziehungsaufbau** | | | | | | | |
| | **Fokussierung** | | | | | | |
| | | **Evokation** | | | | | |
| | | | | | **Planung** | | |
| Offene Fragen | Vier-Felder-Tafel | Reflexion (direkt erweitert, zweiseitig) | Würdigung | DARN *(Preparatory Change Talk)* | Würdigung | Übergeordnetes Motto-Ziel benennen | Hochrisikosituationen erneut identifizieren |
| Würdigung | | Autonomie des Klienten betonen | Reflexion | CAT *(Mobilizing Change Talk)* | Evokatives Fragen | SMART formulieren | Psychoedukation |
| Reflektierendes Zuhören | | Reframing | Fokus verschieben | Rückschau halten | Zuversichtsrating | Rückfallprophylaxe | Notfallmanagement anpassen |
| Zusammenfassen | | Zustimmung mit einer Wendung | | Vorausschauen | Rückblick auf vergangene Erfolge | | Umgang mit Rückfallgedanken |
| | | Schwung holen | | Ziele und Werte erkunden | Ansprechen pers. Stärken | | |
| | | Auf die Seite des Klienten stellen | | Veränderungsgründe erkunden | Brainstorming | | |
| | | | | Arbeit mit Ambivalenzen | Weitergabe von Informationen | | |
| | | | | Extreme erkunden | Reframing | | |
| | | | | Wichtigkeitsrating | Thematisieren hypothetischer Änderungen | | |

**Tabelle 7.3:** Übersicht über die Techniken

In Tabelle 7.3 schließlich finden Sie die einzelnen Techniken in einer Übersicht aufgeschlüsselt dargestellt. Auch diese kann (gerade beim Einüben der Techniken) immer wieder eine Gedankenstütze darstellen, welche Arten von Techniken Sie noch anwenden / weiter einüben können.

Da die Basistechniken (OARS) eine wichtige Grundlage darstellen, sind sie in Abbildung 7.1 als Fundament dem Transtheoretischen Modell von DiClemente und Prochaska unterlegt. Zusätzlich sollten im Stadium der **Absichtslosigkeit** insbesondere die Techniken zum Umgang mit Dissonanz, zum Umgang mit Sustain Talk und zum Umgang mit der Ambivalenz angewandt werden. Im Stadium der **Absichtsbildung** kommen dann der Umgang mit Change Talk und die Technik der Zuversicht und Hoffnung hinzu. In der **Vorbereitungsphase** werden Sustain Talk und Umgang mit der Dissonanz idealerweise weniger zum Einsatz kommen. Im Stadium der **Aktion**, also des konkreten Handelns, kann die Zuversicht und Hoffnung weiter hilfreich sein und eventuell schon der Umgang mit dem Rückfall wichtig werden. Spätestens in der Phase der **Aufrechterhaltung** ist Letzterer eine wichtige Grundlage. Im Falle eines tatsächlichen **Rückfalls** sind dann die Zuversicht und Hoffnung, der Change Talk und auch der Umgang mit dem Rückfall die zentralen Techniken.

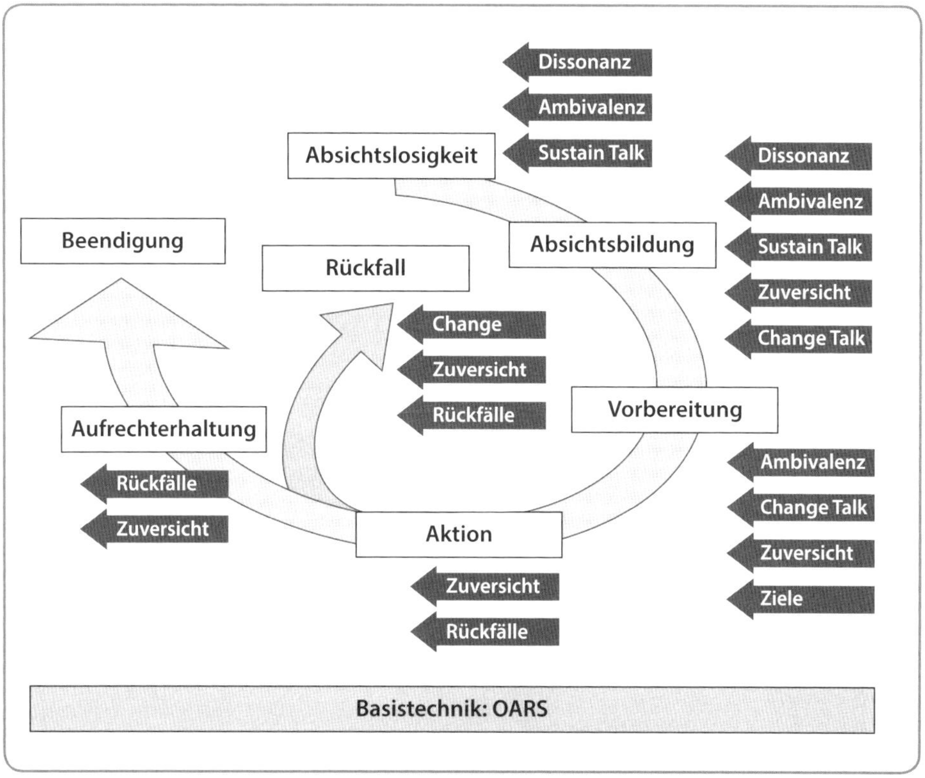


**Abbildung 7.1:** Das Transtheoretische Modell ergänzt mit den Techniken der Motivierenden Gesprächsführung

Der nun folgende Selbstbeobachtungsbogen (Tabelle 7.4) kann individuell und frei gestaltet werden, sodass Beratende beispielsweise eine Technik sehr differenziert mit all ihren einzelnen Aspekten, aber auch verschiedene eher grob differenzierte Technikgruppen oder Veränderungsstadien sowie Elemente der therapeutischen Haltung und der Gesprächsatmosphäre während des Gespräches dokumentieren können. Durch den Vergleich einzelner Beobachtungsbögen aus verschiedenen Beratungsstunden kann neben der Beobachtung der Veränderungen durch Auftreten von Veränderungssprache und Zuversicht auch gezielt ein therapeutischer Schwerpunkt für die weiteren Stunden gesetzt werden.

Im Anhang finden Sie zur Veranschaulichung auch einen ausgefüllten Bogen.

| **Zu beobachtende Technik** | **Beispiele für die Anwendung, die vor dem Gespräch überlegt wurden** („Diese Technik werde ich bei meinem Klienten in folgender Form einsetzen“) | **Häufigkeit der Technik im Gespräch** (Strichliste) | **Beispiele aus dem Gespräch** („Spontane Anwendung, die ich mir merken werde“) |
| --- | --- | --- | --- |
| | | | |
| | | | |
| | | | |
| | | | |
| | | | |
| | | | |

**Tabelle 7.4:** Beispiel für einen Selbstbeobachtungsbogen

# 8. Das Spannungsfeld zwischen Autonomie und Direktivität

Man könnte dieses Kapitel auch als „Ethik in der Beratung" überschreiben. Motivierende Gesprächsführung ist eine Methode, um Klienten dabei zu helfen, ihren Entwicklungsprozess zu erkennen, und mit ihrer intrinsischen Motivation zu arbeiten. Eine überzogene Fokussierung des Beratenden auf die Wahrung der autonomen Entscheidung des Klienten und die evokative Arbeitsweise des Herausarbeitens der intrinsischen Motivation kann dazu führen, dass der Klient das Gespräch anführt. Die eher folgende als dominierende Haltung des Beratenden in der Motivierenden Gesprächsführung birgt dann die Gefahr, die relevanten Veränderungsziele des Klienten aus den Augen zu verlieren und vom Klienten in wenig relevante Veränderungsbereiche geführt zu werden.

Umgekehrt können die einzelnen Techniken der Motivierenden Gesprächsführung, wenn sie nicht im Geiste und unter Berücksichtigung der Prinzipien der Motivierenden Gesprächsführung angewandt werden, dazu missbraucht werden, Klienten zu manipulieren, indem Ziele und Überzeugungen des Beratenden die Richtung des Gespräches bestimmen und dem Klienten aufgezwungen werden.

Zwischen diesen extremen Polen der Autonomie und der Direktivität tut sich das Spannungsfeld auf, in dem der Fokus beider Gesprächspartner angesiedelt ist. Konflikte tun sich auf, wenn zum Beispiel die Zielvorstellungen von Beratendem und Klient diskordant sind oder wenn von außen Zielvorstellungen für die Beratung vorgegeben werden. So kann der Beratende die Notwendigkeit der Abstinenz von Substanzen als alternativlos ansehen, auch wenn der Klient diesem Weg nicht folgen möchte. Die Ziele des Klienten können den Beratenden auch in ethische Konflikte bringen, wenn beispielsweise juristische Tatbestände eine Rolle spielen. Der Beratende kann sich zudem in einem Abhängigkeitsverhältnis zu seinem Auftraggeber befinden, der durch die Beratung des Klienten bestimmte Ziele erreicht sehen will (Wiederherstellung der Arbeitsfähigkeit z. B. durch Abstinenz in einer Suchtbehandlung). Dieses Kapitel versucht eine Hilfestellung zu geben, um mit diesen Konflikten und Grenzsituationen umzugehen.

## 8.1 Eigen- und Fremdgefährdung

Der Beratende ist lediglich ein Moderator bei der Erarbeitung intrinsischer Motive des Klienten. Er ist also eine Art Geburtshelfer, der mit dem arbeitet, was der Klient hervorbringt. Extrinsische, also nicht vom Klienten kommende Ziele erzeugen in der Regel Dissonanz und widersprechen dem Geist der Motivierenden Gesprächsführung. Ein wichtiges Prinzip der Motivierenden Gesprächsführung ist zudem die partnerschaftliche Zusammenarbeit auf Augenhöhe und der gegenseitige Respekt. Dies gilt für die Einstellung des Beratenden zum Klienten, meint allerdings auch, dass der Klient die Expertise, die ethischen Normen und die Grenzen des Beratenden respektieren lernt. Dazu ist es wiederum Aufgabe des Beratenden, transparent mit seinen eigenen Zielen, Grenzen und sich auftuenden Konflikten umzugehen. Der Beratende ist nicht in jeder Hinsicht neutral, sondern hat in der Regel einen kontext- und settingbezogenen Auftrag. Er steht in vielerlei Hinsicht unter der Erwartung von Dritten, zum Beispiel durch Vorgaben von Auftraggebern oder Kostenträgern. Eine völlige Neutralität ist hier nicht möglich, und der Umgang mit den sich daraus ergebenden möglichen Konflikten gestaltet sich nicht immer einfach. Es kann sein, dass aus diesem Konflikt heraus der Beratende den Ansichten des Klienten nicht mehr folgen oder von seinen eigenen Zielvorstellungen nicht abweichen möchte. Solche extremen Grenzfälle sind zum Beispiel immer dann gegeben, wenn Fremdgefährdung vorliegt (Gefährdung des Kindes durch Drogenkonsum der Mutter in der Schwangerschaft oder Ähnliches). In solchen Fällen kann es schwer sein, als Beratender authentisch zu bleiben und gleichzeitig die Autonomie des Klienten im Sinne der Motivierenden Gesprächsführung zu vertreten. Der transparente Umgang und die offene Kommunikation über diese Grenzen helfen an diesem Punkt weiter und sind unerlässlich für die tragfähige Beziehung. Zudem sind auf diese Weise die Autonomie und die Partnerschaftlichkeit gewahrt. Rogers (1959) spricht von Kongruenz, also Echtheit / Unverfälschtheit, und Transparenz seitens des Therapeuten.

Miller und Rollnick (2013) haben die drei Grundprinzipien (Wahrung der Autonomie, Partnerschaftliche Zusammenarbeit und Evokation) um ein viertes erweitert, nämlich um das Prinzip der Fürsorge und des Mitgefühls für die Klienten. Dieses beinhaltet zum einen die Orientierung am Wohl und den Interessen des Klienten als Ziel der Beratung. Darüber hinaus weist es jedoch auch darauf hin, dass im Sinne der Fürsorge und des Schutzes (empathische) Konfrontationen und der Umgang mit Grenzen ebenso wichtig sind. Wenn eine (Fremd- oder Eigen-)Gefährdung möglich ist, muss diese zuerst abgewendet und Sicherheit hergestellt werden. Die persönliche Freiheit, sein Leben individuell zu gestalten, soll natürlich gewahrt bleiben, sofern der Schutz der Allgemeinheit und der des Klienten selbst gewährleistet sind. Gleichzeitig sollte der Klient die Grundlagen der Zusammenarbeit des Beratenden berücksichtigen. In diesem Sinne können auch Maßnahmen wie Klinikbehandlungen (z. B. bei Suizidalität aufgrund schwerer Depression) notwendig sein. Nachdem die Gefährdung abgewendet ist, kann zieloffen über das weitere Vorgehen diskutiert werden.

Motivierende Gesprächsführung erfordert ein nicht unerhebliches Maß an Differenziertheit und Reflexionsfähigkeit. Diese Fähigkeiten können in speziellen Situationen oder bei bestimmten Individuen eingeschränkt sein, wie z. B. bei Menschen mit psychiatrischen Krankheitsbildern. Klienten mit dementiellen Erkrankungen, Schizophrenie oder intellektuellen Einschränkungen können Schwierigkeiten haben, zumindest in akuten Krankheitszuständen die kognitiven Voraussetzungen für eine gelingende Beratung zu erfüllen. Entsprechend sollte der Beratende seine Techniken und Prozesse anpassen. Die grundlegenden Prinzipien der Gesprächsgestaltung der Motivierenden Gesprächsführung sind zum Beispiel ein großartiges Instrument für den Beziehungsaufbau. Auch wenn nur einzelne Elemente anwendbar sind und vielleicht kaum selbstmotivierende Sprache induzierbar ist, so ist doch eine Begleitung möglich.

Situationen, in denen rasche Entscheidungen getroffen werden müssen, verlangen manchmal nach direktiver Klärung und Anweisung. Ein Notarzt etwa hat nur begrenzte Möglichkeiten, mit einem Herzinfarktpatienten über die Sinnhaftigkeit eines Krankenhausaufenthaltes zu diskutieren oder mit einem lebensmüden Menschen das Pro und Kontra von Suizidalität abzuwägen. Vor allem im letzteren Fall wäre man theoretisch bereits in einer philosophischen Diskussion um die Grenze zwischen freiem Willen und mutmaßlich krankheitsbedingt verzerrter Ansicht einer Lebenssituation. Transparenz, Empathie, Fürsorge und Kongruenz können auch und gerade in diesen Situationen, auch in der Direktivität des „Notfallhandelnden", hilfreiche Leitgrößen sein. Versprechen, die nicht eingehalten werden, Tricks und Beschönigungen widersprechen den Prinzipien der Autonomie und Partnerschaftlichkeit. Der Autonomie des Klienten ist auch immer die Autonomie des Beratenden gegenüberzustellen, die, wie oben beschrieben, kontext- und settinggebunden ist. Der Beratende muss seine Autonomie beschränken (Dauer und Häufigkeit der Termine, Dauer der Beratung, Zielgerichtetheit des Auftraggebers und Ähnliches). Der Klient muss ebenso seine Autonomie beschränken, die juristischen Richtlinien und dem Schutz anderer unterworfen ist. In den allermeisten Fällen gibt es jedoch auch unter Wahrung dieser Einschränkungen immer noch Entscheidungsspielraum und Wahlmöglichkeiten. Und hier ist der Klient autonom, diese Wahlmöglichkeit zu ergreifen, und der Beratende kann ihn mit Transparenz, Wertschätzung und geleitetem Entdecken dabei unterstützen.

## 8.2 Juristische oder psychiatrische Einschränkungen

Es liegen gute Erfahrungen zur Anwendung der Motivierenden Gesprächsführung aus dem Maßregelvollzug, der psychiatrischen Krankenhausbehandlung in der beschützten Umgebung oder anderen juristischen Situationen vor. Wertschätzender Umgang und Wahrung der Autonomie können auch bedeuten, dass man innerhalb eines Rahmens, den eine unveränderbare Umgebung vorgibt, eine freie Entscheidung finden kann. Der äußere Rahmen hat in diesen Extremfällen einen schützenden Charakter – entweder für den Klienten selbst oder für die Umgebung. Gleichzeitig verfolgt der Klient immer auch eigene Ziele. Und für das Erreichen dieser Ziele ist er selbst verantwortlich. Oft hilft dem Klienten schon das Anbieten von Handlungsalternativen, eine zumindest teilweise selbstbestimmte Entscheidung zu treffen: *„Sie können so weitermachen wie bisher, dann wird … passieren. Sie können jedoch auch … oder … tun. Wofür Sie sich entscheiden, bleibt Ihnen überlassen.“* Die Beratenden sollten sich in jedem Fall bewusst sein, inwieweit ihr Einfluss reicht und inwieweit sie noch die Ziele des Klienten vertreten und vertreten können. Die Grenzen und Ziele der Beratung sollten bereits im Vorfeld des Beratungsgesprächs gegebenenfalls mit Dritten besprochen werden. Dort sollten auch unrealistische Zielvorstellungen geklärt werden. Die Transparenz bezüglich der Grenzen freier Entscheidungsfindung sollte stets gegeben sein.

Für diese nicht unbedingt alltäglichen Anwendungsfelder der „motivierenden Beratung“ sei der Hinweis erlaubt, dass der Beratende oder Therapeut selten allein agiert. Sehr oft sind sie Teil eines Behandlungsteams, das sich im Idealfall aus Experten unterschiedlicher Professionen und mit unterschiedlichen Aufgaben bei der Behandlung des Klienten zusammensetzt. Selbst als Freiberufler oder in einer Einzelpraxis ohne Team besteht für Coaches und Therapeuten die Möglichkeit zum Austausch durch Intervisions- oder Supervisionsgruppen. Diese Expertisen anderer sollte man nutzen, zum einen als Lernprozess, zum anderen als zusätzliche Unterstützung beim schwierigen Umgang mit potentiellen Konflikten. Wie beim Erlernen und Anwenden aller psychotherapeutischen Methoden spielt auch in der Motivierenden Gesprächsführung das Selbstwachstum des Beratenden durch Supervision eine wichtige Rolle. Gelegenheit zur Supervision sollte daher jeder Anwender Motivierender Gesprächsführung suchen.

# 9. Motivierende Gesprächsführung lernen und leben

Nachdem wir in den vorausgegangenen Kapiteln die Techniken und die Anwendung der Motivierenden Gesprächsführung dargestellt haben, ist das Buch eigentlich zu Ende. Oder vielleicht doch nicht? Kann der Leser, wenn er alle Techniken kennt, einen Klienten in seinem Veränderungsprozess beraten? Unserer Ansicht nach ist Motivierende Gesprächsführung mehr als eine Ansammlung von Techniken, mehr als das Geben passgenauer Antworten auf bestimmte Aussagen der Klienten. Wie jede andere Beratungs- oder Psychotherapietechnik ist auch die Motivierende Gesprächsführung nur in einem Prozess zu erlernen, der über die reflektierte Anwendung des Erlernten und die persönliche Weiterentwicklung des Beratenden funktioniert. Deshalb wollen wir in diesem Kapitel einen Einblick in unsere persönlichen Erfahrungen mit dem Prozess des Erlernens und der Anwendung der Motivierenden Gesprächsführung geben, so, wie wir ihn erlebt haben.

## 9.1 Motivierende Gesprächsführung im persönlichen Wachstumsprozess

Unsere erste Begegnung mit Motivierender Gesprächsführung war geprägt von der Faszination für diesen kraftvollen Ansatz:

### Andreas Jähne

Als ich meine erste Stelle nach dem Studium als Arzt antrat, wurde ich in einer psychiatrischen Klinik mit Suchtklienten konfrontiert. Natürlich sollten all diese Klienten ihren Alkoholkonsum beenden. Sie kamen ja zum Entzug in die Klinik. Doch warum taten sie einfach nicht, was so sinnvoll war und offensichtlich auf der Hand zu liegen schien? Schnell habe ich mich in Rechthaberei und Streit verstrickt. Suchtklienten waren einfach schwierige Klienten!

Dann nahm mich unser Psychologe mit in eines seiner Gespräche. Ich erlebte, wie aus einem Klienten, der nicht motiviert war, seinen Alkoholkonsum zu beenden, plötzlich ein nachdenklicher Mensch wurde, der über das nachdachte, was in seinem Leben anders laufen sollte. Zufälligerweise war dieser Psychologe Rigo Brück, der zu dieser Zeit die zweite Auflage des Buches von Miller und Rollnick ins Deutsche übersetzte und damit bestens mit Motivierender Gesprächsführung vertraut war. Ihm verdanke ich viel. Er führte mich in diese Technik ein. Er tat scheinbar nichts anderes, als den Klienten Fragen zu stellen und zuzuhören. Er dirigierte nicht mit Mühe und Vehemenz, sondern nutzte in einem spielerischen Umgang die Energie der Klienten, um diese in einen Selbstreflexionsprozess überzuleiten. Es war für mich wie ein kleines Wunder. Ich begann, mich ausführlich mit dieser Technik zu beschäftigen, über Bücher, Workshops und Videos. Allerdings blieb diese Technik, so intuitiv sie am Anfang erschien, auch in manchen Teilen geheimnisvoll. Wieso zeigten manche Klienten keine selbstmotivierende Sprache oder waren weiterhin absichtslos? Und auch hier half mir wieder mein Lehrer. Durch direktes Feedback, gemeinsame Videoanalysen und Beobachtung von anderen Gesprächen.

## Cornelia Schulz

Als Psychologin hatte ich die schöne Aufgabe, gemeinsam mit Andreas Jähne ein Präventionsteam am Tumorzentrum Freiburg – CCCF des Universitätsklinikums Freiburg aufzubauen. Die Grundidee war einfach, aber herausfordernd: Menschen mit Krebsrisikofaktoren (zunächst das Rauchen) sollten, sofern möglich, zu einer Verhaltensänderung motiviert und dabei begleitet werden. Von vornherein war klar: Motivierende Gesprächsführung würde unser Handwerkszeug werden, insbesondere da wir ja im Setting der Akutversorgung sowohl Primär- als auch Sekundärprävention betreiben wollten.

Wir begleiteten den Teamaufbau mit Schulungen in Motivierender Gesprächsführung bei Rigo Brück. Es war faszinierend zu sehen, dass diese Technik in unserer medizinischen Welt für unser Team immer wieder einen Türöffner darstellte und manchmal wie Zauberei wirkte. Klienten, die als nicht änderungswillig angemeldet waren, machten sich in kürzester Zeit erzählfreudig, wissenshungrig, dankbar und zuversichtlich auf den Weg zur Veränderung.

Wir treffen nach wie vor auf Klienten, die aufgrund eines akuten Krankheitsereignisses in der Klinik sind und nur durch die Anwendung der Motivierenden Gesprächsführung mit zusätzlichen Verhaltensänderungsmöglichkeiten im Gesundheitskontext in Berührung kommen. Und dass das nach so vielen Jahren immer noch so ist, fasziniert uns. Selbstverständlich sind uns auch diejenigen begegnet, die aus den verschiedensten Gründen genauso weitermachen wollten wie bisher.

## Der weitere gemeinsame Weg ...

Da unser Lehrer mittlerweile in den USA beheimatet war, suchten wir in Deutschland nach weiteren Ausbildungsmöglichkeiten für uns, da wir unser Team als Unterstützer auch immer weiter beim Erlernen dieser Technik begleiten wollten. So begannen wir die Ausbildung zu Therapeuten und Coaches / Supervisoren für Motivierende Gesprächsführung in Heidelberg. Ulli Gehring wurde für uns ein weiterer wichtiger Lehrer, der in seinen Kursen großen Wert auf die reflektierte Anwendung des Erlernten legte. Der Austausch unter den Lernenden und die Erfahrung, dass viele an den gleichen Punkten Schwierigkeiten hatten, war wichtig für das weitere Wachstum. Auch die Idee, andere Techniken aus dem Bereich des Coachings und der Beratung in die Motivierende Gesprächsführung zu integrieren, bereicherte uns und förderte unsere Fähigkeiten weiter. Genauso viel haben wir auch aus den Kursen gelernt, die wir selbst leiteten. Wie müssen die Inhalte aufbereitet sein, damit Lernende sie schnell verstehen? Wo besteht besonderer Übungsbedarf? Wie kann diese Technik auch in die Lehre integriert werden? Anhand solcher und ähnlicher Fragen konzipierten wir unsere Veranstaltungen. Und viele hilfreiche Erfahrungen und Ideen, viele Formulierungen und Metaphern konnten wir von anderen Anwendern übernehmen. Die gemeinsame Zeit des Lernens und Ausprobierens, sicher auch des Scheiterns und Neuprobierens und schließlich des Gelingens war und ist lehrreich und stellt eine wertvolle Stütze für unser tägliches Schaffen mit dieser Technik dar.

Erst durch die Reflexion von Gesprächsverläufen konnten wir Erkenntnisse gewinnen, wie die Gespräche besser zu gestalten sind.

Motivierende Gesprächsführung ist unserer Meinung nach durch eine ganz besondere Haltung und therapeutische Einstellung zum Klienten gekennzeichnet. Diese Haltung gewinnt man nicht allein auf Grundlage theoretischer Lerneinheiten. Sie kann nur entstehen und gedeihen, wenn man den eigenen Prozess der Beratung reflektiert und gemeinsam mit anderen in Form einer Supervision oder Intervision weiterentwickelt. Natürlich hat nicht jeder, der diese Technik erlernt, das große Glück, bei einem erfahrenen Supervisor zu lernen. Es ist jedoch genauso hilfreich, sich mit Menschen auf einem ähnlichen Stand der Ausbildung auszutauschen und von ihren Erfahrungen, ihren hilfreichen Ideen und auch von ihrem Scheitern zu lernen. Ein wesentliches Element des Lernprozesses ist die eigene Selbsterfahrung als Beratender oder als Therapeut:

- Warum reagiere ich genau an diesem Punkt nicht mit einer Technik, sondern anders?
- Wie gehe ich mit diesem Problem des schwierigen Klienten um?
- Was macht es mir leichter, was macht es mir schwerer, das Problem des Klienten anzunehmen?
- Woran merke ich, dass ich vom Weg abkomme?
- …

Durch diesen Prozess der reflektierten Beobachtung unserer Beratungen und Therapien haben sich auch unsere Einstellungen zu Klienten und Klientinnen, ja zu Menschen an sich geändert. Motivierende Gesprächsführung hat auch auf uns zurückgewirkt. Die Grundprinzipien und das Menschenbild der Motivierenden Gesprächsführung können sich, wenn wir es zulassen, auf die Lebenseinstellung oder -philosophie auswirken. Der immer wieder betonte Gedanke der Gleichheit zwischen den Teilnehmern des Gesprächs und die damit verbundene Idee, dem Gegenüber mit nicht bewertender Neugierde zu begegnen, wurde zunehmend wichtiger wie auch der Respekt und die Wertschätzung des anderen. Dieser Prozess hat uns auch für die eigene Arbeitshygiene viel gebracht, sodass wir zunehmend weniger verbissen bohren, wo keine Bewegung möglich ist. Eigentlich wagen wir auch zu behaupten, mit Motivierender Gesprächsführung eine sehr gute Burnout-Prophylaxe zu betreiben. Die Einordnung des Klienten in den Veränderungsprozess und die Reflexion über die eigene Haltung und die eigene Intervention relativiert manches Problem. Der lange Atem der Motivierenden Gesprächsführung gibt dem Klienten Raum und Zeit für Entwicklung.

Auch heute noch sind wir fasziniert von dieser Gesprächsführungsmethode, die es uns ermöglicht, scheinbar schwierigen Klienten fast spielerisch zu begegnen und so auf wunderbare Weise plötzlich Veränderung zu generieren, wo sonst nur Stillstand zu verzeichnen war.

Unser Rat an Sie: Initiieren Sie eine Intervisionsgruppe unter den Kursteilnehmern (wenn Sie in Ausbildung sind) oder in Ihrem Arbeitsumfeld. Je weiter Sie im Erlernen der Motivierenden Gesprächsführung fortschreiten, desto wichtiger und desto intensiver sollte die eigene selbstreflektierte Haltung zum Erlernten und zur eigenen Arbeit werden.

## 9.2 Achtsamkeit

Wir sind auch der Meinung, dass das Thema Achtsamkeit eine genauso relevante Rolle im Erlernen der Technik spielt wie die Übungen und Fallbeispiele. Achtsamkeit, aus dem Buddhismus entlehnt, ist in den letzten Jahren zunehmend wichtiger geworden und immer intensiver erforscht worden. Im Buddhismus ist Achtsamkeit ein vielschichtiger Begriff, der sowohl emotionale, kognitive wie auch ethische und soziale Anteile enthält. Ursprünglich ist Achtsamkeit „durch ein gelassenes, nicht wertendes und kontinuierliches Gewahrsein wahrnehmbarer geistiger Zustände und Prozesse von Augenblick zu Augenblick gekennzeichnet. Dies bedeutet ein anhaltendes, unmittelbares Gewahrsein körperlicher Empfindungen, Wahrnehmungen, Affektzustände, Gedanken und Vorstellungen“ (Grossmann 2009, S. 73).

In unserer westlichen Welt gibt es unterschiedlichste Definitionen der Achtsamkeit. Umgangssprachlich verwenden wir den Begriff in der Regel im Sinne von „in einem Augenblick sorgfältig aufpassen, um eine meist negative Konsequenz zu vermeiden". In der Wissenschaft beinhaltet der Begriff Achtsamkeit weitere Merkmale wie: „Offenheit gegenüber Neuem, Aufmerksamkeit bezüglich Differenzen, Empfindsamkeit für verschiedene Kontexte, Bewusstsein multipler Perspektiven sowie die Orientierung an der Gegenwart" (ebenda, S. 73). Damit unterscheidet sich die Umschreibung jedoch von der ursprünglichen buddhistischen Auffassung von Achtsamkeit. Hier ist der Begriff nicht auf die Aspekte Bewusstsein und gegenwärtiger Augenblick reduziert.

Im Rahmen der Achtsamkeitsmeditation (z. B. Mindfulness-Based Stress Reduction, MBSR) werden folgende Grundprinzipien benannt (Meibert, Michalak & Heidenreich 2009, S. 158–166):

1. **Nicht Beurteilen.** Ziel ist es, die inneren Bewertungsprozesse des Geistes bewusst wahrzunehmen und diese von einer unbewussten, automatisierten Bewertung zu trennen. Damit könnte man auch sagen: „die Haltung eines neutralen Beobachters" einzunehmen (S. 160).
2. **Geduld.** Die Erkenntnis, Einstellung und Einsicht einüben, dass jeder Veränderungs- oder auch Lernprozess phasenhaft aufgebaut ist und Zeit zum Wachsen braucht.
3. **Anfängergeist.** Nehmen Kinder Dinge zum ersten Mal wahr, ist dies eine zumeist sehr intensive Sinneswahrnehmung. Zumeist auch mit kindlich offener Neugierde, ohne automatisierte Bewertung. Ziel ist es also „Menschen und Ereignisse um sich herum so zu sehen, als wäre es das erste Mal" (S. 162).
4. **Vertrauen** in die eigenen Fähigkeiten und die Möglichkeit, die eigene innere Weisheit zu entwickeln, insbesondere in Phasen des vermeintlichen Stillstandes.
5. **Nicht Greifen** („Teflon-Geist") ist unserem täglichen, zielgerichteten Tun entgegengesetzt: Nichts tun, nicht werten, loslassen, nur beobachten, wertfrei unsere inneren Reaktionen auf uns selbst und die Umwelt wahrnehmen …
6. **Akzeptanz** ist am besten mit einem Zitat von Jon Kabat-Zinn zu umschreiben: *„Bevor Sie sich ändern können, müssen Sie sich erst einmal annehmen. Ein Problem, das sich stellt, anzunehmen, bedeutet, das Klima zu schaffen, in dem Heilung stattfinden kann"* (S. 166). Akzeptanz meint somit, sich selbst in seiner Gesamtheit situativ anzunehmen – mit allen Stärken und Schwächen (die über die verschiedenen Lebenssituationen hinweg variieren).
7. **Loslassen.** Im Geiste sind wir oft mit Erfahrungen und Erlebnissen beschäftigt und tragen diese, obwohl tatsächlich längst vergangen, in der Gegenwart mit uns herum. Was zur Verarbeitung von Ereignissen durchaus wichtig und zeitlich begrenzt auch sinnvoll und richtig sein kann. Im Rahmen der Achtsamkeit wird jedoch diese Gewohnheit aufgebrochen und das Anhaften unterbrochen.

Diese Grundprinzipien werden im Rahmen eines Achtsamkeitstrainings aufgenommen und in unterschiedlichen Übungen trainiert. Sie sind selbstverständlich auch für alle Beratenden eine hilfreiche Quelle. Die Prinzipien ergänzen die Grundlagen der Motivierenden Gesprächsführung geradezu ideal.

Folgende Annahmen (nach Grossmann 2009, S. 76) möchten wir mit dem Einüben von Motivierender Gesprächsführung in Verbindung bringen und somit die Achtsamkeit in das Lernen und Leben einführen. Diese Annahmen können sowohl für uns als Lernende der Motivierenden Gesprächsführung wie auch für den Klienten von Bedeutung sein:

1. Menschen operieren im Allgemeinen automatisiert und sind sich den Erfahrungen von Augenblick zu Augenblick nicht bewusst.
2. Dieser Mangel an Aufmerksamkeit kann fehlerhafte Wahrnehmungen und Selbsttäuschungen hervorrufen.
3. Wir können Fähigkeiten zum „nicht wertenden differenzierten Bewusstsein“ entwickeln.
4. Dies erfordert ständiges Üben.
5. Dabei wird unbewusste Reaktivität durch achtsame Anteilnahme ersetzt.
6. Dadurch entsteht ein größerer Wahrheitsgehalt der Wahrnehmungen.
7. Aus dieser können zusätzliche Informationen gewonnen werden, die wirksame Handlungen fördern.

In der folgenden Tabelle 9.1 haben wir diese sieben Annahmen der Achtsamkeit und ihre Anwendung für die Selbstreflexion des Beratenden sowie für den Veränderungsprozess des Klienten zusammengefasst. Verstehen Sie diese als Anregung zur (Selbst-)Beobachtung im Alltag Ihrer Beratung.

| Annahmen | Beratender trainiert die Prinzipien | Klient trainiert und erkennt die Selbstwirksamkeit |
|---|---|---|
| 1. Automatisierte Operationen | Reagieren Sie als Beratender automatisiert oder nehmen Sie bewusst und sensibel alle Signale (die verbalen wie die nonverbalen) des Klienten wahr?<br><br>Üben Sie immer wieder, den gesamten Prozess des Klienten ohne Vorannahmen und Wertungen wahrzunehmen.<br><br>Woran merken Sie, dass Sie nicht mehr aufmerksam sind?<br><br>Trainieren Sie Ihre Aufmerksamkeit, Ihre Fähigkeit, immer wieder voll und ganz präsent zu sein in der jeweiligen Situation und das Gegenwärtige in der Beratungssituation wahrzunehmen. | Eruieren Sie gemeinsam mit dem Klienten, inwieweit sich dieser seiner automatisierten Operationen bewusst ist.<br><br>Je nachdem, wie geübt der Klient in dieser Wahrnehmung ist, leiten Sie ihn individuell durch Fragen in der Selbsterfahrung an. |
| 2. Fehlerhafte Wahrnehmungen | Überprüfen Sie immer wieder Ihre Wahrnehmungen im Klientenprozess?<br><br>Nutzen Sie die Technik des reflektierenden Zuhörens, denn dadurch geben Sie den Sinn dessen wieder, was der Klient bereits formuliert hat. Wenn Sie Arbeitshypothesen entwickelt haben, überprüfen Sie behutsam, ob der Klient diese bejaht. | Neigt der Klient dazu, nur einzelne Ausschnitte wahrzunehmen und diese dann eher problemfokussiert zu interpretieren?<br><br>Leiten Sie hier den Klienten an, die Wahrnehmung zu hinterfragen, zu überprüfen und neu zu interpretieren. |
| 3. Nicht wertendes differenziertes Bewusstsein entwickeln | Überprüfen Sie Ihre Wahrnehmungen immer wieder auf Neutralität / vermeiden Sie Bewertungen? Erkennen Sie unterschiedliche Perspektiven, aus denen man eine Situation sehen kann?<br><br>Üben Sie sich im Erkennen von Bewertungen. Kehren Sie immer wieder zu einer neutralen Sichtweise zurück. Sinnbildlich sollten Sie merken, wenn Sie die Brille der Neutralität verlieren. Setzen Sie diese immer wieder auf. | Erkennt der Klient die Mechanismen der Bewertung (bezogen auf sein eigenes Verhalten)? Leiten Sie ihn an, diese zu erkennen und immer wieder zu hinterfragen bzw. dieses Muster ggf. aufzubrechen. |

| Annahmen | Beratender trainiert die Prinzipien | Klient trainiert und erkennt die Selbstwirksamkeit |
|---|---|---|
| 4. Üben | Üben Sie planvoll die oben genannten Schritte (1–3) ein:<br>1. Starten Sie in kleinen Schritten.<br>2. Je nachdem, wie geübt Sie schon sind, suchen Sie sich Ihren eigenen Startpunkt.<br>3. Nehmen Sie sich immer wieder nur einen Schritt nach dem anderen vor.<br>4. Überprüfen Sie zunächst, welche Hilfsmittel für Sie passen, um die noch unbewussten Mechanismen bewusst zu machen und zu durchbrechen. (Helfen kann hier z. B. eine Liste, auf der Sie sich Anweisungen geben, oder ein Gegenstand / Bild, welcher / welches Sie an Ihr Vorhaben erinnert.)<br>5. Evaluieren Sie immer wieder den Prozess. | Üben Sie diese Vorgänge mit dem Klienten immer wieder aufs Neue ein. Leiten Sie ihn an, diese Übungen angepasst an seine Situation in den Alltag zu integrieren.<br>Evaluieren Sie den gesamten Prozess immer wieder gemeinsam mit ihm. |
| 5. Unbewusste Reaktivität wird durch Anteilnahme ersetzt | Im Verlauf des Prozesses werden bei Ihnen Veränderungen im Beratungsprozess sichtbar werden. | Beim Klienten werden Veränderungen im Verhalten sichtbar. |
| 6. Wirksame Handlungen | Ihre MI-Kompetenzen steigen. | Das neue Verhalten manifestiert sich. |

**Tabelle 9.1:** Annahmen der Achtsamkeit für das Erlernen von Motivierender Gesprächsführung

In einigen Bereichen der therapeutischen / beratenden Ausbildung spielt die Selbsterfahrung eine wichtige Rolle. Das Konzept der Achtsamkeit geht jedoch weit darüber hinaus bzw. ist im Rahmen von Motivierender Gesprächsführung eine wertvolle Grundlage. Insbesondere die Säulen der Achtsamkeit wie Akzeptanz, Wertneutralität und Mitgefühl schaffen die besondere Atmosphäre und sind der Motor für die Veränderung. So können Sie den Selbsterkenntnisprozess des Klienten in dessen Sinne gut anleiten. Das Trainieren der Achtsamkeit ist, ähnlich wie das Erlernen von Motivierender Gesprächsführung, ein Prozess. Dieser wurde bereits von vielen

Autoren ausführlich dargestellt. Daher möchten wir an dieser Stelle zur Vertiefung in das Thema auf weiterführende Literatur verweisen. Jon Kabat-Zinn, der in diesem Zusammenhang auch das MBSR-Programm konzipiert hat, ist eine gute Quelle für weitere Informationen. Selbstverständlich auch viele andere Autoren, die sich ausführlich mit der Achtsamkeit beschäftigt haben.

Das folgende Sinnbild trifft unserer Meinung nach auf Motivierende Gesprächsführung sehr gut zu:

> Sie helfen Ihrem Klienten, einen von Wasserdampf beschlagenen Spiegel freizuwischen. Dadurch ist dieser in der Lage, sein wahres Spiegelbild zu erkennen. Sie beeinflussen das Bild dabei in keinster Weise, helfen jedoch immer wieder dabei, die Wasserschicht zu beseitigen, bis das Spiegelbild möglichst klar ist. Sie begleiten den Menschen damit bei der Selbsterkenntnis, welches Bild sich ihm auch immer bietet. Denn nur auf Grundlage dieser Selbsterkenntnis kann der Mensch einen Veränderungsprozess aus freien Stücken beginnen. Das Ziel dieses Prozesses wird immer von ihm selbst bestimmt.
>
> (Quelle: unbekannt)

Wir erleben es in unserer täglichen Arbeit immer wieder: Wir können die Prozesse der Klienten nicht beschleunigen oder das Tempo anderweitig vorgeben. Ganz im Gegenteil: Lassen wir den Klienten ihren Raum und lassen wir sie das Tempo selbst bestimmen, starten sie diesen Veränderungsprozess selbstständig – manchmal sogar erst Jahre nach der Beratung. Dass diese Zieloffenheit nicht immer einfach ist und auch von institutioneller Seite her Grenzen in unserer Arbeit hat, dessen sind wir uns bewusst.

Wir sind uns zudem bewusst, dass auch wir nach wie vor mitten im Lernprozess sind. Wir sind dankbar für die vielen Lernchancen, die wir im alltäglichen Leben und Arbeiten geschenkt bekommen. Daher möchten wir mit einem bekannten Zitat von Samuel Beckett schließen:

*Ever tried. Ever failed. No matter.*
*Try again. Fail again. Fail better.*

Für Anregungen und Rückmeldung sind wir jederzeit offen und dankbar.

# Danksagung

Unser Dank gilt in erster Linie allen Menschen, die uns auf dem Weg des Erlernens und Verbesserns unserer Fertigkeiten in Motivierender Gesprächsführung begleitet und unterstützt haben. Hier seien zunächst unsere Lehrer, Rigo Brück, Ulli Gehring und alle Mitarbeiter und Trainer der *GK-Quest* Akademie in Heidelberg genannt. Durch ihr Engagement und vor allem durch die Integration von Motivierender Gesprächsführung in ihre Arbeit und ihr Leben konnten wir viel lernen. Wir danken allen Kursteilnehmern und Lernenden, die mit uns gemeinsam einen Teil des Weges gegangen sind. Von deren Ideen, Erfahrungen und Feedback konnten wir viel für unsere Arbeit und auch für dieses Buch mitnehmen.

Wir danken allen Mitgliedern der *Deutschsprachigen Gesellschaft für Motivierende Gesprächsführung e. V.* für ihr Engagement bei der Verbreitung und Weiterentwicklung der Motivierenden Gesprächsführung und ihren Erfahrungsaustausch mit uns. Wir danken ferner allen Mitgliedern des internationalen Netzwerkes für Motivierende Gesprächsführung, dem *Motivational Interviewing Network of Trainers,* die unseren Blick auf die internationale Dimension dieser Technik geschärft haben und beeindruckendes Material für Training und Austausch zur Verfügung stellen.

Darüber hinaus möchten wir unserem Kollegen PD Dr. Johan Wölber für die kritische Durchsicht des Manuskriptes und die wertvollen Anregungen danken. Frau Katharina Arnold danken wir für ihr ausgezeichnetes Lektorat, für die Strukturierung des Textes und die motivierende Begleitung unserer Arbeit.

Wir danken allen ungenannten Freunden und Kollegen, die uns durch ihre Erfahrungen, Fallbeispiele, Ideen und Hinweise viel Material und Mut für dieses Buch vermittelt haben.

Sehr wichtig ist es uns auch, unsere Familien und Partner zu nennen, ohne deren Verständnis und Unterstützung dieses Projekt nicht möglich gewesen wäre. Und nicht zuletzt den Kindern, die einen hervorragenden Spiegel in der Kommunikationspsychologie darstellen.

# Anhang

## Lösungsvorschläge für die Übungsaufgaben

### *Abschnitt 3.2.3*

Kreuzen Sie an: Handelt es sich bei den folgenden Fragen um offene oder geschlossene?

| Fragestellung | Offen | Geschlossen |
|---|---|---|
| Glauben Sie an Gott? | | x |
| Wie haben Sie Ihre Kindheit verbracht? | x | |
| Wann sind Sie geboren? | | x |
| Wie alt waren Ihre Eltern, als Sie geboren worden sind? | | x |
| Bitte beschreiben Sie mir Ihren Alkoholkonsum in den letzten Jahren, wie sah dieser aus? | x | |
| Haben Sie Schmerzen? | | x |
| Was wissen Sie über Diabetes? | x | |
| Möchten Sie Ihr Verhalten ändern? | | x |
| Welche Dinge würden Sie in Ihrem Leben gerne verändern? | x | |
| Wie soll es für Sie mit dem Zigarettenkonsum weitergehen? | x | |
| Ist es Ihnen recht, dass wir darüber sprechen? | | x |
| Was wissen Sie über Ihre Krankheit? | x | |
| Haben Sie schon daran gedacht, ganz mit dem Alkohol aufzuhören? | | x |
| Welche Ziele sind Ihnen in Ihrem Leben wichtig? | x | |
| Was hat Sie daran gehindert, sich zu melden? | x | |

**Anmerkung:** Nicht immer sind alle Fragen eindeutig der einen oder anderen Kategorie zuzuordnen. Es gibt auch „Zwitterformen": Selbstverständlich könnte ein verschlossener Patient auf einige an sich offene Fragen (zum Beispiel „Was wissen Sie über Diabetes?"), die ja zum Erzählen anregen, auch mit einem einfachen „Nichts" antworten. Dies geht über die eigentlichen Ja- / Nein-Antwortmöglichkeiten bei geschlossenen Fragen hinaus.

**Formulieren Sie die geschlossenen Fragen aus der Tabelle um in eine offene Frage und eine offene Frage in eine geschlossene, sofern möglich.**

| Fragestellung |
|---|
| Glauben Sie an Gott? (GF)<br>NEU OF: Können Sie mir Ihre religiöse Einstellung kurz beschreiben? |
| Wie haben Sie Ihre Kindheit verbracht? (OF)<br>NEU GF: Hatten Sie eine glückliche Kindheit? |
| Wann sind Sie geboren? (GF)<br>NEU OF: Was wissen Sie über Ihre Geburt? |
| Wie alt waren Ihre Eltern, als Sie geboren worden sind? (GF)<br>NEU OF: In welchem Lebensabschnitt befanden sich Ihre Eltern, als Sie geboren wurden? |
| Können Sie mir Ihren Alkoholkonsum beschreiben? (OF)<br>NEU GF: Haben Sie in den letzten Jahren Alkohol getrunken? |
| Haben Sie Schmerzen? (GF)<br>NEU OF: Bitte beschreiben Sie Ihren Schmerz: Wie Intensiv ist dieser und welche Qualität besitzt er? |
| Was wissen Sie über Diabetes? (OF)<br>NEU GF: Wissen Sie bereits etwas über Diabetes? |
| Möchten Sie Ihr Verhalten ändern? (GF)<br>NEU OF: Was möchten Sie an Ihrem Verhalten ändern? |
| Welche Dinge würden Sie in Ihrem Leben gerne verändern? (OF)<br>NEU GF: Möchten Sie in Ihrem Leben etwas verändern? |
| Wie soll es für Sie mit dem Zigarettenkonsum weitergehen? (OF)<br>NEU GF: Möchten Sie weiterrauchen? |

| Fragestellung |
| --- |
| Ist es Ihnen recht, dass wir darüber sprechen? (GF)<br>NEU OF: Wie geht es Ihnen derzeit damit? |
| Was wissen Sie über Ihre Krankheit? (OF)<br>NEU GF: Wissen Sie bereits etwas über Ihre Krankheit? |
| Haben Sie schon daran gedacht, ganz mit dem Alkohol aufzuhören? (GF)<br>NEU OF: Wie wollen Sie es mit dem Alkoholkonsum in der nächsten Zeit halten? |
| Welche Ziele sind Ihnen in Ihrem Leben wichtig? (OF)<br>NEU GF: Haben Sie ein Ziel in Ihrem Leben? |
| Was hat Sie daran gehindert, sich zu melden? (OF)<br>NEU GF: Waren Sie letzte Woche verhindert? |

**Anmerkung:** Hier gibt es die unterschiedlichsten Lösungen und Formulierungsmöglichkeiten. Die hier aufgeführten Lösungsvorschläge sollen lediglich Impulse darstellen.

Auffällig ist bei dieser Aufgabe, dass es nicht möglich ist, mit den Umformulierungen die identische Antwort zu provozieren. Die Versuche, offene Fragen in geschlossene Fragen umzuwandeln, zeigen, dass diese immer eine Einschränkung im Thema und damit auch der Antwortmöglichkeiten bedeuten. Umgekehrt, wenn Sie eine geschlossene Frage in eine offene Frage umwandeln, kann es sein, dass Sie nicht mehr Ihre erwünschte spezifische Antwort erhalten, sondern eine ganze Menge mehr an eventuell nicht relevanten Informationen.

## *Abschnitt 3.3.3*

**Finden Sie würdigende Aussagen, die Sie Klienten in folgenden Situationen entgegenbringen können. Suchen und achten Sie auf positive Dinge oder Erfahrungen.**

| Situation | Mögliche Würdigung |
|---|---|
| Patient mit Alkoholproblemen kommt zur Beratung; er hatte wieder einen Rückfall. | „Sie berichten, dass Sie erneut gestolpert sind. Gleichzeitig beschreiben Sie, dass dieser Ausrutscher Sie nicht komplett aus der Bahn geworfen hat. Im Gegenteil: Sie haben es geschafft, nicht weiterzutrinken. Das wäre früher noch nicht möglich gewesen. Dann haben Sie es geschafft, sich abzulenken, und nun sind Sie heute in unsere Sitzung gekommen. Das ist ein großer Fortschritt!" |
| Klientin steht zum ersten Mal auf und wäscht sich selbst. | „Schön, dass Sie sich heute trauen aufzustehen, obwohl Sie vor einigen Tagen hingefallen sind." |
| Kollege hält eine Präsentation, verhaspelt sich oft, ist hochrot … | „Ich weiß, dass du Präsentationen hasst, und finde es toll, dass du es trotzdem machst. Du hast dich heute auch an viel weniger Stellen verhaspelt (sofern dies tatsächlich der Fall ist)!" |
| Klientin will in Ruhe gelassen werden. | „Gut, dass Sie jetzt für sich sorgen und mir mitteilen, dass Sie das gerade nicht brauchen können. (Soll ich später …?)" |
| Klient nimmt Medikamente nicht, er hat den Beipackzettel gelesen und macht sich nun wegen Nebenwirkungen Sorgen. | „Es ist gut, dass Sie sich informieren und kritisch mitdenken. (Welche Punkte beunruhigen Sie denn?)" |
| Klientin beschwert sich über die lange Wartezeit. | „Bitte entschuldigen Sie, dass Sie so lange warten mussten, das ist wirklich unangenehm. (Wir hatten einen Notfall … Kann ich Ihnen etwas zu trinken anbieten?)" |
| Kollegin übernimmt widerwillig und nur nach langer Diskussion eine Schicht. | „Danke, dass du dich bereiterklärst, einzuspringen." |
| Klient ist mit dem Therapieplan nicht einverstanden. | „Es ist gut, dass Sie uns mitteilen, dass die Therapie so für Sie nicht durchführbar ist. (Welche Punkte/Dinge … sind so für Sie nicht umsetzbar?)" |

| Situation | Mögliche Würdigung |
|---|---|
| Frau beschwert sich über ihre unordentliche Familie. | „Für Sie ist Ordnung sehr wichtig, es belastet Sie, dauernd für alle anderen aufräumen zu müssen." |
| Klient beschwert sich über einen Kollegen von Ihnen. | „Sie fühlen sich von X falsch behandelt. (Suchen Sie doch das Gespräch mit ihm, es ist wichtig, das zu klären, damit wir Ihre Behandlung weiter bestmöglich durchführen können.)" |

**Anmerkung:** Hier gibt es die unterschiedlichsten Würdigungsmöglichkeiten. Die oben aufgeführten Lösungen sind nur Beispiele. Bei manchen Würdigungen sind noch Klammern angefügt. Diese sollen Weiterführungen in Richtung Lösungsmöglichkeiten darstellen, gehören jedoch im strengen Sinne nicht mehr zur Würdigung.

### *Abschnitt 3.4.3*

**Finden Sie mögliche Entgegnungen auf die folgenden Aussagen von Klienten. Nutzen Sie die vier Ebenen der Botschaft und versuchen Sie Themenfokus, Gefühle und Erzählfluss zu beachten.**

| Aussage | Mögliches reflektierendes Zuhören |
|---|---|
| „Normalerweise passiert mir das nicht." | Erzählfluss erhalten:<br>„Sie kennen sich so gar nicht."<br>Oder:<br>„Das ist Ihnen noch nie passiert." |
| „Ich schaffe immer alles, was ich mir vornehme." | Gefühle eruieren:<br>„Sie sind von sich enttäuscht, dass Sie es nicht geschafft haben." |
| „Die Ärztin stellt sich das so einfach vor." | Gefühle eruieren:<br>„Sie fühlen sich hilflos und wissen nicht, wie Sie das alles machen sollen."<br>Oder:<br>„Sie fühlen sich von der Situation überfordert." |

| Aussage | Mögliches reflektierendes Zuhören |
|---|---|
| „Das ist doch alles für die Katz, es ist auch so alles schlechter geworden." | Themenfokus setzen:<br>„Sie haben viel versucht und trotzdem ist es schlechter geworden."<br>Oder:<br>„Sie sehen keinen Ausweg mehr." |
| „Wäre schon schön, wenn ich das schaffen würde ..." | Erzählfluss halten:<br>„Sie wünschen sich, es zu schaffen ... Sie möchten das alles endlich hinter sich lassen." |
| „Diese Diät passt einfach nicht zu mir ...!" | Themenfokus:<br>„Sie merken, dass Sie es so nicht schaffen. Sie haben noch nicht das Passende gefunden." |
| „Ich schaffe es nicht alleine, ich brauche Hilfe." | Erzählfluss erhalten:<br>„Sie kommen alleine gerade nicht weiter." |
| „Ich habe mit Medikamenten schlechte Erfahrungen gemacht." | Gefühle eruieren:<br>„Sie haben Angst davor, dass es Ihnen wieder so schlecht geht wie beim letzten Mal." |
| „Das ist schon mein vierter Versuch." | Erzählfluss erhalten:<br>„Sie haben es schon oft versucht." |
| „Ich habe alles probiert, aber es hat mir nichts geholfen." | Gefühle eruieren:<br>„Sie sind verzweifelt und wissen keinen Ausweg mehr." |

**Anmerkung:** Hier gibt es die unterschiedlichsten Möglichkeiten, reflektiert zuzuhören. Es sind jeweils nur einige Möglichkeiten notiert. Welche Art der Reflexion Sie einsetzen, hängt selbstverständlich immer vom Gesamtkontext ab. Dieser ist hier nicht abgebildet und wurde in den Antworten interpretativ formuliert.

### *Abschnitt 3.5.3*

**Finden Sie mögliche Zusammenfassungen auf die folgenden Aussagen von Klienten. Filtern Sie die Quintessenz aus dem Gesagten heraus. Wichtig dabei ist eine wertneutrale Zusammenfassung, selbst wenn der Klient die eine oder andere Seite überbetont.**

| Aussage | Mögliche Zusammenfassung |
|---|---|
| „Ach, ich schaff es einfach nicht. Wir hatten ja vereinbart, dass ich nur noch fünf rauchen soll. Ich bin aber immer wieder auch mal bei sieben. Nicht mehr bei 20 wie bisher, aber mich frustriert das echt, dass ich das nicht in den Griff bekomme. Das ist echt verhext. Ich schaff es nicht zu verzichten, rauche und gleich danach hab ich wieder das schlechte Gewissen." | „Sie haben Ihren Zigarettenkonsum schon deutlich von 20 auf immerhin nur noch sieben Zigaretten reduzieren können (Fokus auf Würdigung der geleisteten Reduktion).<br>Gleichzeitig merken Sie, dass es Sie unter Druck setzt, noch weniger zu rauchen." |
| „Ich hab echt erkannt, dass der Mann mir nicht guttut. In der letzten Woche war wieder so eine Situation. Ich wollte eigentlich nicht mit ihm auf die Party gehen und dann hat er mich so lange bequatscht, dass wir zu viel zu Hause sind, dass es doch auch für mich gut wäre, dort mal wieder hinzugehen ... dass er doch auch für mich dahin geht, es seien ja schließlich meine Freunde ... bis ich Ja gesagt hab. Und dort hab ich mich dann so geärgert, er hat mich dort dann komplett ignoriert, sich mit einem Typen die Birne weggedröhnt und ich saß dann eigentlich total müde und groggy auf 'ner Party, zu der ich eigentlich gar nicht wollte." | „Sie haben Ihrem Partner zuliebe eine Party besucht und dann gemerkt, dass Sie dort eigentlich gar nicht sein wollten (Fokus auf Klientin). Insbesondere, da er mit Ihnen keine Zeit verbracht hat." |
| „Klar habe ich die Verantwortung für die Kinder. Irgendwie ist es aber schon so, dass ja auch keiner nach mir schaut. Mein Mann arbeitet und sagt immer: ‚Das ist halt deine Arbeit!' Und die Kinder fragen ja nicht, Mama hast du gerade Zeit für mich, die holen sich das einfach, ganz egal, ob es einem passt oder nicht. Mein Mann hat dann halt seinen Männerabend, seinen Geschäftstermin und was auch immer. Aber wenn ich mal ein bisschen Zeit für mich haben will, kommt immer gleich: ‚Ja, und was ist mit den Kindern?'" | „Sie haben keine Zeit mehr für sich selbst und fühlen sich von Ihrem Mann alleingelassen." |

**Anmerkung:** Hier gibt es die unterschiedlichsten Möglichkeiten des Zusammenfassens. Je nachdem, zu welchem Zweck Sie diese nutzen wollen. Selbstverständlich ist auch dies immer vom Gesamtkontext abhängig. Dieser ist hier nicht abgebildet und wurde in den Antworten interpretativ formuliert.

## *Abschnitt 4.1.3*

**Identifizieren Sie im Praxisbeispiel (Abschnitt 4.1.2, Seite 94) die vier Seiten der Ambivalenz:**

| **Vorteile des jetzigen Verhaltens** | **Nachteile des jetzigen Verhaltens** |
|---|---|
| Lebensqualität, Genuss<br>Bekenntnis zur eigenen Hände Arbeit | Es kann zu einem Herzinfarkt kommen<br>Kann vielleicht nicht mehr für die Enkel da sein. |
| **Nachteile der Veränderung** | **Vorteile der Veränderung** |
| Nebenwirkungen der Medikamente<br>Regelmäßige Einnahme bei unregelmäßigen Mahlzeiten notwendig | Umstellung der Ernährung muss nicht konsequent erfolgen, Familientradition<br>Ansehen bei Nachbarn bleibt gewahrt |

**Einordnen der Aussagen in das Schema der vier Felder:**

| *„Ich habe Angst, es nicht zu schaffen."* | Nachteil Veränderung |
|---|---|
| *„So kann es nicht weitergehen."* | Nachteil Jetzt-Zustand |
| *„Es ist viel einfacher so, wie es ist."* | Vorteil Jetzt-Zustand |
| *„Was soll ich meinen Freunden sagen, wenn ich nicht mehr mit ihnen …"* | Nachteile Veränderung |
| *„Ich wünsche mir so, dass ich es schaffen kann."* | Vorteile Veränderung |
| *„Ich kann stolz sein, wenn ich es überwunden habe."* | Vorteile Veränderung |
| *„Es hilft mir, als Mann im Leben klarzukommen."* | Vorteil Jetzt-Zustand |
| *„Ich habe Angst vor den Folgen."* | Nachteile Jetzt-Zustand |
| *„Wie gehe ich mit meinen Problemen um, wenn ich nicht mehr …"* | Nachteile Veränderung |
| *„Ich muss mir nicht mehr die Vorwürfe meiner Familie anhören."* | Vorteil Veränderung |

## *Abschnitt 4.2.3*

**Identifizieren Sie in dem nachfolgenden Text die Aussagen der selbstmotivierenden Sprache:**

„Als alleinerziehende Mutter ist es schwer, allen Ansprüchen gerecht zu werden. Ich habe wirklich einen sehr stressigen Tag. Da bleibt oft sehr wenig Zeit für mich. Dabei **wünschte ich mir, ich könnte auch mal an mich denken** *(Wunsch).* Ich habe den Sport ganz aufgegeben. Beim letzten Kindergeburtstag bin ich den Kleinen gar nicht mehr hinterhergekommen. **Das war richtig peinlich, besonders wenn ich an meine Freundinnen denke, die mühelos Schritt halten konnten. Ich bin in den letzten Jahren richtig aus dem Leim gegangen. Dabei war ich früher mal so sportlich** *(Grund).* Aber was soll ich machen, ich kann einfach keine Zeit für den Sport erübrigen. Und im Alltag mit dem Fahrrad zu fahren, schaffe ich nicht bei all den Dingen, die ich ständig für die Kinder mitnehmen muss. **Früher war ich sogar einmal in der Laufgruppe und wollte mal einen Halbmarathon laufen** *(Fähigkeit).* **Aber jetzt muss etwas anders werden, sonst bekomme ich nie die Kurve** *(Notwendigkeit).* Eine Nachbarin hat sich angeboten, am Dienstagabend auf die Kleinen aufzupassen. **Das ist die Gelegenheit, jetzt wieder anzufangen mit Laufen** *(Aktivität).* Da habe ich endlich mal Zeit für mich. **Ich werde mich mit meiner Freundin zusammentun und wir erstellen uns einen Trainingsplan** *(Taking Steps).*“

**Formulieren Sie offene Fragen im Sinne des reflektierenden Zuhörens zu den Aussagen der Klientin anhand der folgenden Techniken:**

**Vorausschauen**
*„Was denken Sie, wie sich Ihre Beziehung zu den Freundinnen ändert, wenn Sie nicht außer Atem kommen?“*

**Ziele und Werte erkunden**
*„Was heißt es für Sie, sportlich zu sein? Warum geben Sie sich nicht mit dem jetzigen Zustand zufrieden?“*

**Extreme erkunden**
*„Was könnte schlimmstenfalls passieren, wenn Sie einfach so weitermachen würden?“*

**Rückschau halten**
*„Wie war es denn damals, als Sie regelmäßig trainiert haben und kurz vor einer Teilnahme beim Halbmarathon standen?“*

**Rating der Wichtigkeit**
*„Auf einer Skala zwischen 0 und 10, wie wichtig ist es Ihnen, wieder mit den anderen Müttern Schritt halten zu können?“*

## *Abschnitt 4.3.3*

**Achten Sie auf den emotionalen Inhalt folgender Rede bzw. folgender Aussagen. Durch welche Äußerungen wird Zuversicht vermittelt?**

„Amerika, **wir sind so weit gekommen**. Wir haben so viel gesehen. Dennoch **ist noch so viel mehr zu tun.** So lasst uns heute Abend fragen, ob unsere Kinder leben sollen, um das nächste Jahrhundert zu sehen, ob meine Töchter so glücklich sein werden, so lange zu leben wie Ann Nixon Cooper, welchen Wandel werden sie dann erleben? Welchen Fortschritt werden wir dann gemacht haben?

**Dies ist unsere Chance**, auf diesen Ruf zu antworten. **Das ist unser Augenblick. Das ist unsere Zeit**, unser Volk zurück zur Arbeit zu bringen und **Chancen** für unsere Kinder zu **eröffnen, Wohlstand wiederherzustellen** und die **Sache** des Friedens **voranzubringen**, den amerikanischen **Traum zurückzugewinnen** und diese fundamentale Wahrheit **zu bekräftigen, dass wir aus vielen heraus eins sind, dass wir hoffen, während wir atmen.** Und wenn wir auf Zynismus und Zweifel stoßen und auf diejenigen, die sagen, wir können das nicht, dass wir dann mit jenem zeitlosen Glauben antworten, der den Geist eines Volkes zusammenfasst: **Ja, wir schaffen das. (Yes we can)**"

„Wenn du es bis jetzt noch nicht gefunden hast, **suche weiter. Gib nicht auf.** Wie bei allen Herzensangelegenheiten wirst du es merken, wenn du es gefunden hast. Und wie jede großartige Beziehung, **wird es** von Jahr zu Jahr **immer besser und besser**."

„**Habt den Mut,** Eurem Herzen und Eurem Gefühl zu folgen, denn die wissen bereits, was ihr wirklich werden wollt."

„Menschen, die verrückt genug sind, zu denken, sie könnten die Welt verändern, sind diejenigen, die es auch tun."

„Der Zweifel raubt uns, was wir gewinnen könnten, wenn wir nur wagen würden."

**Ein Raucher kommt wenige Tage nach Beendigung des Rauchens zu Ihnen und berichtet Ihnen von massiven Schwierigkeiten. Er habe starkes Rauchverlangen, könne sich nicht ablenken und habe große Angst, wie bei den vorherigen Rauchstoppversuchen, wieder mit dem Rauchen zu beginnen.**

**Benennen Sie bitte Antwortmöglichkeiten auf die Aussage des Klienten:**

„Ich schaffe es nicht, es ist wie vorher auch, ich werde wieder rückfällig."

**Würdigung**

*„Trotz einiger nicht erfolgreicher Anläufe haben Sie es immer wieder probiert. Das finde ich beeindruckend."*
*„Ich bewundere ihre Hartnäckigkeit. Trotz dieser schwierigen Situation halten Sie immer noch durch."*
*„Ich freue mich, dass Sie heute gekommen sind, gerade da es momentan schwierig ist."*

**Rückblick auf vergangene Erfolge**

*„Wie haben Sie es denn beim letzten Mal gemacht?"*

**Umdeuten – Reframing**

*„Sie haben es also so oft versucht, dann muss es Ihnen ja ganz besonders wichtig sein."*

**Thematisieren hypothetischer Änderungen**

*„Wenn Sie mal auf die vorausgegangenen Versuche zurückblicken, was hätte Ihnen denn damals helfen können?"*

**Ansprechen persönlicher Stärken und Unterstützungsmöglichkeiten**

*„Können Sie sich etwas vorstellen, was passieren müsste, damit es Ihnen leichter fällt?"*

**Evokatives Fragen**

*„Was stimmt Sie zuversichtlich, dass Sie es vielleicht doch schaffen könnten?"*

**Rating der Zuversicht**

*„Auf einer Skala von 0 bis 10, wie zuversichtlich sind Sie?"*
*„Warum ist es nicht ... (kleiner als angegeben)? Wie könnte aus ... eine ... werden* (höhere Zahl)?"

**Brainstorming**

*„Lassen Sie uns einmal zusammentragen, welche Möglichkeiten es gibt, Einfluss auf Ihren jetzigen Zustand zu nehmen."*

**Weitergabe von Informationen und Empfehlungen**

*„Starkes Rauchverlangen kurz nach dem Aufhören ist nichts Ungewöhnliches. Davon berichten viele meiner Klienten. Einige haben ganz gute Erfahrungen mit Nikotinpflastern gemacht. Wie denken Sie darüber?"*

### *Abschnitt 4.4.3*

Wenden Sie an folgendem Satzbeispiel die unterschiedlichen, in Kapitel 4 genannten Techniken an:

**Aussage des Klienten:** *„Mir geht es doch gut, ich brauche Ihre Hilfe nicht."*

**Erweiterte Reflexion**

*„Sie sind rundum glücklich, brauchen keinerlei Hilfe."*

**Zweiseitige Reflexion**

*„Einerseits geht es Ihnen gut, andererseits sind Sie hier."*

**Autonomie betonen:**

*„Sie sind sehr gut in der Lage, für sich selbst zu sorgen."*

**Reframing:**

*„Sie sind ein starker Mensch."*

**Zustimmung mit Wendung:**

*„Stimmt … – Dann …"*

**Schwung holen (Motiverkundung für Status quo):**

*„Sie möchten dieses Gespräch eigentlich nicht führen …"*

**Auf die Seite des Klienten stellen:**

*„Wir haben viel besprochen und für Sie ist klar, dass Sie alleine klarkommen."*

**Um Entschuldigung bitten:**

*„Bitte entschuldigen Sie. Selbstverständlich sind Sie nicht hilflos."*

**Würdigung:**

*„Es ist Ihre Entscheidung."*

**Fokus verschieben:**

*„Da es Ihnen gut geht, können wir ja jetzt …"*

### *Abschnitt 7.4*

Beispiel für die Anwendung eines Beobachtungsbogens bei einem Klienten, der sich noch nicht vorstellen kann, sich von den Drogen konsumierenden Freunden zu trennen:

| Zu beobachtende Technik OARS | Beispiele für die Anwendung, die vor dem Gespräch überlegt wurden („Diese Technik werde ich beim Klienten in folgender Form einsetzen“) | Häufigkeit der Technik im Gespräch (Strichliste) | Beispiele aus dem Gespräch („Spontane Anwendung, die ich mir merken werde“) |
|---|---|---|---|
| Offene Fragen | Bewältigungsstrategie für rückfall-kritische Situation erfragen<br>„Wie sind Sie mit der schwierigen Situation umgegangen?“ | IIII<br>IIII | „Was ging Ihnen durch den Kopf dabei?“<br>„Wie hat das auf Ihre Freunde gewirkt?“<br>„Was wollen Sie daraus für die Zukunft lernen?“ |
| Bestätigung / Würdigung | Soziale Unterstützung verstärken (nicht konsumierende Freunde!) | II<br>III | „Ihnen hat es also viel Kraft gegeben, dass Ihr bester Freund Ihre Leistung gelobt hat.“<br>„Sie haben also diesmal schon Hilfe gesucht, bevor es schwierig wurde. Das hat mich sehr beeindruckt.“ |
| Reflektierendes Zuhören / Reflexion | Emotionen benennen<br>Achten auf:<br>Stolz<br>Angst | IIII IIIII | „Es war zwar keine Angst vor einem Rückfall, aber Sie sagen, dass Sie doch Respekt vor der Situation hatten.“<br>Offene Frage danach führte zu Werten und dann zu Veränderungssprache (Notwendigkeit; Gründe: „Ich muss was tun! Ich will nicht noch mal blöd vor denen dastehen.“) |
| Zusammen-fassung | Zusammenfassungen für Übergang zu neuen Themen nutzen<br>„Sie haben jetzt gesagt … und wie sieht es aus mit ….“ | II | Verbindungen mit „und gleichzeitig“ waren gut<br>„Ich interessiere mich jetzt auch für …“ |
| | | | |
| Veränderungs-stadium beobachten | Zeichen für Bewegung von Absichtsbildung zu Vorbereitung | | DARN während des Gespräches!<br>„Das passiert mir nicht noch mal“<br>„Wenn mein Freund dabei ist und aufpasst, dann höre ich nicht auf die anderen.“<br>→ Nächstes Mal Plan für die nächste Party machen, mit Freund zusammen |

# Literatur

Achtziger, A. & Gollwitzer, P. M. (2010): Motivation und volitionale Regulation im Handlungsverlauf. In Heckhausen, J. & Heckhausen, H. (Hrsg.), *Motivation und Handeln* (4. Auflage). Heidelberg: Springer, S. 7–8.

Bandura, A. (1977): Self-efficacy: Toward an Unifying Theory of Behavioral Change. *Psychological Review*, 84 (2): 191–215.

Bem, D. J. (1967): Self-Perception: An Alternative Interpretation of Cognitive Dissonance Phenomena. *Psychological Review*, 74: 183–200.

Bem, D. J. (1972): Self-Perception Theory. *Advances in experimental social psychology*, Vol. 6: 1–62.

Berg, I. K. & Miller, S. D. (1998): *Kurzzeittherapie bei Alkoholproblemen. Ein lösungsorientierter Ansatz.* Heidelberg: Carl-Auer.

Bischof, G., Rumpf, H.-J, Hapke, U., Meyer, C. & John, U. (2003): Types of natural recovery from alcohol dependence: a cluster analytic approach. *Addiction*, 98 (12): 1737–1746.

Brehm, J. W. (1966): *Theory of psychological reactance.* New York: Academic Press.

Brehm, S. S., & Brehm, J. W. (1981). *Psychological reactance: A theory of freedom and control.* New York: Academic Press.

Breslin, F. C., Zack, M. & McMain, S. (2002). An information-processing analysis of mindfulness: implications for relapse prevention in the treatment of substance abuse. *Clinical Psychology: Science and Practice*, 9, S. 275–299.

Brueck, R. K., Frick, K., Loessl, B., Kriston, L., Schondelmaier, S., Go, C., Haerter, M. & Berner, M. (2009): Psychometric properties of the German version of the Motivational Interviewing Treatment Integrity Code. *Journal of Substance Abuse Treatment (JSAT)*; 36(1): 44–8.

DiClemente, C. C., Prochaska, J. O., Fairhust, S., Velicer, W. F., Velasquez, M. M. & Rossi, J. S. (1991): The process of smoking cessation: An analysis of precontemplation, contemplation, and preparation stages of change. *Journal of Consulting and Clinical Psychology*, 59, S. 295–304.

Ende, M. (2005): *Momo.* Stuttgart: Thienemann-Esslinger.

Festinger, L. (1957): *A Theory of Cognitive Dissonance.* Stanford, CA: Stanford University Press.

Festinger, L. (2012) : *Theorie der kognitiven Dissonanz.* Bern: Huber.

Frick K. M. & Brueck, B. (2010): *Kurzinterventionen mit Motivierender Gesprächsführung.* Köln: Deutscher Ärzteverlag.

Gollwitzer, P. M. (1990): Action phases and mind-sets. In Higgins, E. T. & Sorrentino, R. M. (Hrsg.), *Handbook of motivation and cognition: Foundations of sodal behavior* (Band 2). New York: Guilford, S. 53–92.

Gollwitzer, P. M. (1999): Implementation intentions: Strong effects of simple plans. *American Psychologist*, 54, S. 493–503.

Gordon, T. (1970): *Parent effectiveness training.* New York: Wyden (dt.: *Familienkonferenz: Die Lösung von Konflikten zwischen Eltern und Kind*, München: Heyne 2012).

Grossmann, P. (2009): Das Üben von Achtsamkeit: Eine einzigartige klinische Intervention für die Verhaltenswissenschaften. In Heidenreich, T. & Michalak, J. (Hrsg.), *Achtsamkeit und Akzeptanz in der Psychotherapie* (3. Auflage)., Tübingen: dgvt Verlag.

HANNÖVER, W., BLAUT, C., KNIEHASE, C., MARTIN, T. & HANNICH, H. (2013). The German Translation of the Motivational Interviewing Sequential Code for Observing Process Exchange (MI-SCOPE; D). Psychology of addictive behaviors. *Journal of the Society of Psychologists in Addictive Behaviors* 27(4): 1196–1200.

HECKHAUSEN, H. & GOLLWITZER, P. M. (1987): Thought Contents and Cognitive Functioning in Motivational versus Volitional States of Mind. *Motivation and Emotion*. Vol. 11, No. 2: 101–120.

HEIDER, F. (1958/2015): *The psychology of interpersonal relations*. New York: Wiley. (deutsch: *Psychologie der interpersonalen Beziehungen*. Stuttgart: Klett-Cotta 1977).

HUNTER-REEL, D., MCCRADY, B. & HILDEBRANDT, T. (2009): Emphasizing interpersonal factors: an extension of the Witkiewitz and Marlatt relapse model. *Addiction*, 104(8): 1281–1290.

KEMER, G. & SCHULZ, M. (2012): *Motivierende Gesprächsführung in der Psychiatrie*. Bonn: Psychiatrie Verlag.

KÖRKEL, J. & SCHINDLER, C. (2003): *Rückfallprävention mit Alkoholabhängigen. Das strukturierte Trainingsprogramm S.T.A.R.* Heidelberg: Springer.

KOLB, D. A. (1984): *Experiential Learning: Experience as the Source of Learning and Development*. New Jersey: Prentice Hall.

KUHL, J. & BECKMANN, J. (1994): *Volition and personality: Action versus state orientation*. Göttingen: Hogrefe.

LARIMER, M. E., PALMER, R. S. & MARLATT, G. A. (1999): Relapse Prevention: An Overview of Marlatt's Cognitive-Behavioral Model. *Alcohol Research & Health* 23(2): 151–160.

LOCKE, E. A. & LATHAM, G. P. (1990): *A Theory of Goal-Setting and Task Performance*. New Jersey: Prentice Hall.

LUNDAHL, B. W., KUNZ, C., BROWNELL, C., TOLLEFSON, D. & BURKE, B. L. (2010): A Meta-Analysis of Motivational Interviewing: Twenty-Five Years of Empirical Studies. *Sage Journals*, Vol. 2, No. 2: 137–160.

MARLATT, G. A. (1985): Relapse Prevention: Theoretical rationale and overview of the model. In Marlatt, G. A. & Gordon, J. R., *Relapse Prevention: Maintenance Strategies in the Treatment of Addictive Behaviors*. New York: Guilford, S. 3–70.

MEIBERT, P., MICHALAK, J. & HEIDENREICH, T. (2009): Achtsamkeitsbasierte Stressreduktion – Mindfulness-Based Stress Reduction (MBSR) nach Kabat-Zinn. In Heidenreich, T. & Michalak, J. (Hrsg.), *Achtsamkeit und Akzeptanz in der Psychotherapie. Ein Handbuch* (3. Auflage). Tübingen: dgvt Verlag, S. 143–194.

MILLER. W. R & GARY, S. R. (2009): Toward a Theory of Motivational Interviewing. *American Psychologist*, 64(6): 527–537.

MILLER, W. R. & ROLLNICK, S. (1991): *Motivational Interviewing: Preparing People to Change Addictive Behavior*. New York: Guilford Press (dt.: *Motivierende Gesprächsführung. Ein Konzept zur Beratung von Menschen mit Suchtproblemen*. Lambertus 1999).

MILLER, W. R. & ROLLNICK, S. (2002): *Motivational Interviewing: Preparing People for Change* (second edition). New York: Guilford Press (dt.: *Motivierende Gesprächsführung*. Lambertus 2005).

MILLER, W. R. & ROLLNICK, S. (2013): *Motivational Interviewing, Helping People Change*. New York: Guilford Press (dt.: *Motivierende Gesprächsführung: Motivational Interviewing: 3. Auflage des Standardwerks in Deutsch*, Lambertus 2015).

MIRON, A. M. & BREHM, J. W. (2006): Reactance theory: 40 years later. *Zeitschrift für Sozialpsychologie*, 37 (1), S. 9–18.

Oerter, R. & Montada, L. (2002): *Kompetenzentwicklung in Entwicklungspsychologie. Ein Lehrbuch* (5. Auflage). Weinheim: Beltz.

Prochaska, J.O. & DiClemente, C.C. (1982): Transtheoretical therapy: Toward a more integrative model of therapy. *Psychotherapy: Theory, Research, and Practice*, 19, S. 267–288.

Prochaska, J.O. & DiClemente, C.C. (1983): Stages and process of self-change in smoking: Toward an integrative model of change. *Journal of consulting and clinical Psychology*, 5, S. 390–395.

Prochaska, J.O., & DiClemente, C.C. (1998): Comments, criteria and creating better models: In response to Davidson. In Miller, W.R. & Heather, N. (Hrsg.), *Treating Addictive Behaviors*. New York: Plenum Press, S. 39–45.

Prochaska, J.O. & Velicer, W.F. (1997): The transtheoretical model of health behavior change. *American Journal of Health Promotion* 12(1): 38–48.

Rogers, C.R. (1951): *Client-Centered Therapy*. London: Constable and Company Limited. (dt.: *Die klientenzentrierte Gesprächspsychotherapie*, Fischer 1983).

Rogers, C.R. (1959): A theory of therapy, personality, and interpersonal relationships as developed in the client-centered framework. In Koch, S. (Hrsg.), *Psychology: A study of a science*. New York: McGraw-Hill, S. 184–256.

Rogers, C.R. & Rosenberg, R. (1980): *Die Person als Mittelpunkt der Wirklichkeit*. Stuttgart: Klett-Cotta.

Rosengreen, D.B. (1959): *Formulations of the person and the social contexts*. New York: McGraw-Hill, S. 184–256.

Rosengreen, D.B. (2012): *Arbeitsbuch Motivierende Gesprächsführung*. Lichtenau: Probst Verlag.

Ryan, R.M. & Deci, E.L. (2000): Self-Determination Theory and the Facilitation of Intrinsic Motivation, Social Development, and Well-Being. *American Psychologist* 55, S. 68–78.

Schneider, S., Brenner, R., Funke, W. & Garbe, D. (2002): Abstinenzzuversicht und ihre Bedeutung für Therapieplanung und Prognose bei alkoholabhängigen Therapiewiederholern. *Suchttherapie* 3 (1), S. 29–34.

Seligman, M.E.P. (2016): *Erlernte Hilflosigkeit* (2. Auflage). Weinheim: Beltz.

Stark, P.B. & Flaherty, J. (2010): *The Only Leadership Book You'll Ever Need: How to Build Organizations Where Employes Love to Come to Work*. New York: Career Press.

Storch, M. & Krause, F. (2007): *Selbstmanagement – ressourcenorientiert. Manual und Grundlagen für die Arbeit mit dem Zürcher Ressourcen Modell ZRM* (4. Auflage). Bern: Huber.

Vielva, I. & Iraurgi, I. (2001): Cognitive and behavioural factors as predictors of abstinence following treatment for alcohol dependence. *Addiction* 96 (2): 297–303.

Vollmer, H.C. (2000): Verhaltenstheoretische Aspekte der Suchterkrankung. In Thomasius, R. (Hrsg.), *Psychotherapie der Suchterkrankungen*. Stuttgart: Thieme.

von Thun, F.S. (1981): *Miteinander reden: Störungen und Klärungen. Psychologie der zwischenmenschlichen Kommunikation*. Reinbek: Rowohlt.

Witkiewitz K. & Marlatt, G.A. (2004): Relapse prevention for alcohol and drug problems: that was Zen, this is Tao. *American Psychologist* 59(4): 224–35.

Wortmann, C.B. & Brehm, J.W. (1975): Responses to uncontrollable outcomes: An integration of reactance theory and the learned helplessness model. In Berkowitz, L. (Hrsg.), *Advances in experimental social psychology*. New York: Academic Press, S. 277–336.

## Internetressourcen

Bloom, P. (2015): „Empathie blendet uns." Interview mit Anna Gielas. Die Zeit, Nr. 49 / 2015, 3. Dezember 2015. Einzusehen unter ↗ https://www.zeit.de/2015/49/psychologie-empathie-terror-mitgefuehl-interview (Datum des letzten Aufrufs: 09.05.2018).

Zitate von J. W. von Goehte und J. J. Rousseau sind einzusehen unter ↗ http://zitate.net/zuh%c3%b6ren-zitate (Datum des letzten Aufrufs: 09.05.2018).

Zitate von Steve Jobs sind einzusehen unter: ↗ https://www.der-bank-blog.de/10-motivierende-zitate-von-steve-jobs/zitate/ (Datum des letzten Aufrufs: 09.05.2018).

Ausschnitt aus der Rede von Barak Obama am Tag des Amtsantritts im November 2008; einzusehen unter: ↗ http://www.rhetorik-netz.de/rede-barack-obama-yes-we-can) (Datum des letzten Aufrufs: 09.05.2018).

# Index

## Z